DERNIÈRES HEURES

DE

RACHEL

LETTRES

QUI LUI ONT ÉTÉ ADRESSÉES SUR SA MALADIE;

EXAMEN DES DIVERSES MÉDICATIONS
PRÉCONISÉES CONTRE LA PHTHISIE PULMONAIRE

PAR

LE DOCTEUR TAMPIER

A PARIS,

CHEZ LABÉ,
LIBRAIRE DE LA FACULTÉ DE MÉDECINE;

CHEZ L'AUTEUR,
19, RUE DE LA VICTOIRE;

ET AU BUREAU DU *MONITEUR DES HOPITAUX*,
21, Quai de l'Horloge.

1858

DERNIÈRES HEURES

DE

RACHEL

LETTRES

QUI LUI ONT ÉTÉ ADRESSÉES SUR SA MALADIE.

CHAPITRE PREMIER.

DERNIÈRES HEURES DE RACHEL.

Témoin de la mort de Rachel, nous croyons devoir consacrer quelques mots à ses dernières heures. On trouvera peut-être que dans notre récit nous donnons beaucoup de place à l'admiration. Ce n'est pas notre faute; la mort de Rachel, comme sa vie d'artiste, fut en effet admirable.

Nous fûmes appelé auprès de Rachel par une dépêche télégraphique du 31 décembre dernier. Le surlendemain, 2 janvier, nous arrivions au Canet, où nous avait devancé notre honorable confrère le docteur B..... La célèbre tragédienne occupait une portion de la villa Sardou, demeure délicieuse de l'homme de bien dont elle porte le nom : paysage et température à souhait, l'Italie en deçà de Var, avec son ciel et son soleil de printemps en janvier. Mais le climat, pas plus que la médecine, n'opère des miracles.

Lorsque nous entrâmes à la villa Sardou, tout espoir était perdu. Les amis de la malade ne se faisaient plus d'illusion; quant à la malade, elle ne s'en était jamais fait. Depuis deux ou trois ans, elle semblait avoir le pressentiment d'une fin prochaine; rien ne pouvait la distraire de cette sorte d'idée fixe, qui, d'ailleurs, ne lui inspirait pas le moindre effroi. Rachel ne voyait dans la vie qu'un drame, et dans la mort qu'un dénoûment; l'artiste se retrouvait partout, à la ville, à la campagne, sur le lit de douleur aussi bien qu'au théâtre. Rachel était fataliste; c'était un des côtés faibles de cette puissante intelligence. Cet esprit si élevé était parfois accessible à des préjugés vulgaires; qui n'a pas eu les siens! De là une fâcheuse indifférence pour les soins les plus nécessaires, qu'elle eût complétement négligés sans les prières, les supplications incessantes de mademoiselle Sarah, qui veilla sur sa sœur comme une mère veille sur son enfant. Était-elle heureuse, la pauvre malade, lorsqu'elle parvenait, chose difficile, à se soustraire un moment à la vigilance de mademoiselle Sarah pour éluder l'exécution d'une ordonnance! L'enfant qui réussit à faire un tour malicieux à un maître grondeur n'en éprouve pas plus de joie. Jamais plus de caprices ne s'allièrent à tant de génie.

Nous comprîmes donc, dès notre arrivée au Canet,

que nous allions assister à une agonie. Notre émotion fut grande à la vue de cette femme, entourée de tant de renommée, se mourant à trente-huit ans, en pleine connaissance de sa situation. D'autres ont dit, mieux que nous ne saurions le faire, ce que fut Rachel. Autant de pas dans la carrière dramatique, autant de triomphes. A l'âge où le talent naît à peine chez les autres, le génie, inné chez elle, brillait du plus vif éclat. La jeune fille entra, non en débutante, mais en reine au Théâtre-Français ; dès le premier jour, elle prit la première place, plus étonnée que personne de sa propre grandeur. Les dix-huit années qu'elle donna à la scène furent dix-huit années d'ovations ; pas un jour de défaillance, pas un succès contesté, pas une ombre à la gloire de l'heureuse artiste, toujours égale à elle-même, c'est-à-dire toujours supérieure à tous. L'Europe entière nous l'enviait, les capitales se la disputaient, les souverains la comblaient de présents, la foule des admirateurs la couvraient de fleurs ; partout on lui versait l'or à pleines mains. Et cette femme, idole de tant de nations, nous la voyons succomber à trente-huit ans, nous accourons à son appel, c'est pour être témoin de sa mort ! Oui, notre douleur fut profonde. A côté du médecin, il y a toujours l'homme avec ses faiblesses, son cœur, ses larmes et son admiration. Ah ! s'il était vrai, comme on le suppose communément et bien à tort, que la pratique de la médecine dût dessécher en nous la source des larmes, ou étouffer en notre âme le sentiment du beau, autant nous aimons notre art, autant nous le maudirions.

Lorsque nous la vîmes, Rachel n'était plus que l'ombre d'elle-même. D puis longtemps déjà la phthisie pulmonaire était au troisième et dernier degré. Son visage avait la blancheur de la couche sur laquelle elle reposait; la voix était faible, la parole brève. Le peu de vie qui lui restait semblait s'être concentré dans ses yeux, plus expressifs que jamais. L'intelligence et la puissance de volonté survivaient à l'être physique; sans la connaître, on eût deviné la femme supérieure. La défaillance du corps avait accru plutôt que diminué le prestige qu'elle exerçait autour d'elle avant les ravages de phthisie; on se sentait, pour ainsi dire, plus près de son âme.

A titre d'enseignement, mentionnons ici une funeste habitude, qui était venue aggraver la maladie en la compliquant. Pour vaincre l'insomnie, Rachel, depuis longtemps, recourait au laudanum, dont l'abus peut avoir des conséquences mortelles. Ne l'accusons pas. Celui qui naît dans la foule ne s'élève que par d'héroïques efforts, par des prodiges de courage et de persévérance. Que de veilles Rachel dut consacrer à l'étude de son art et à la création des rôles qui ont fait sa gloire? Or, les travaux excessifs, aussi bien que la surexcitation de la scène, effraient le sommeil. Elle avait cru pouvoir le demander aux narcotiques, jouant ainsi sa santé, sa vie, pour un peu de repos. Les plaisirs que nous donne l'artiste lui coûtent cher; trop souvent, les heures de bonheur qu'il nous procure sont autant de jours, de mois, d'années retranchés de sa propre existence. Le génie, a dit Buffon, c'est la patience; plus que cela, le génie, c'est le sacrifice de soi.

Rachel s'éteignit le lendemain, 3 janvier, à onze heures du soir, vingt-neuf heures après notre arrivée. Ces longues heures, nous les passâmes en grande partie au chevet de son lit; nous voulûmes partager les fatigues et les angoisses des derniers moments. Nous pûmes ainsi suivre pas à pas la marche de l'agonie. Nous observâmes ses progrès sur ce front dont les plis ont fait frissonner tout ce que l'Europe compte d'hommes lettrés; nous les observâmes dans ce regard, miroir, d'une effrayante sûreté, des luttes, des chocs et de tous les déchirements du cœur humain. Nous vîmes, en quelque sorte, la mort envahir graduellement son être, comme le marin voit l'orage, qui s'élève de l'horizon, s'étendre, se développer, s'amonceler, et, de proche en proche, gagner tous les points du firmament. Le mal alla toujours empirant; pas une lueur d'espérance: du moins la mort fut loyale, elle ne trompa personne.

Rachel nous avait accueilli le sourire sur les lèvres, avec des paroles pleines de bienveillance et de courageuse résignation. Avant de rendre le dernier soupir, elle songea encore à nous et à tous les amis qui se pressaient autour d'elle. Sa main, déjà glacée, chercha les nôtres. Elle nous dit, du geste, un suprême adieu que ses lèvres ne pouvaient plus prononcer. Nous ne savons ce que fut Rachel dans sa vie privée; elle s'était élevée trop haut pour ne pas exciter l'envie et la calomnie; mais il nous appartient d'attester que ses derniers moments furent ceux d'une grande et noble femme.

Que de force d'âme dans ce corps si frêle, même avant la maladie! Dirons-nous que ce fut elle qui commanda son autopsie et le transport de ses restes à sa famille, à Paris! Nous doutons que Corneille, Racine, Voltaire, eussent osé prêter de semblables préoccupations aux héroïnes de leurs tragédies. Il était réservé à l'incomparable interprète de leurs œuvres de pousser le courage, le détachement de la vie au delà des limites qu'eux-mêmes lui assignaient. Rachel détachée de la vie!... qui donc, mon Dieu! devrait y tenir?

Au reste, rien de ce qui la concernait, ou de ce qui pouvait intéresser les siens, ne fut oublié. Elle régla toutes choses, non comme une mourante, mais avec le sang-froid d'une personne qui, avant de partir pour un long voyage, donne des instructions à sa famille et à ses serviteurs. Dans la nuit du 2 au 3, elle dicte ses dernières volontés; l'épuisement de ses forces l'oblige à s'arrêter. Le 3, à neuf heures du matin, violente suffocation. La crise passée, elle reprend sa dictée, commencée dans la nuit, au point où elle l'a laissée, relit le tout avec soin, indique des corrections, puis se soulève sur son lit et signe. Plus tard, elle distribue aux personnes présentes des souvenirs, dont la valeur mercantile s'efface à côté de celle qu'ils empruntent au moment solennel où sa main les remet dans les mains de ses amis. Elle avait le tact qui vient du cœur; elle distinguait avec un merveilleux instinct le don qui devait être le plus agréable à chacun.

Que de scènes déchirantes autour de cette malade, si calme elle-même, aux approches du trépas! A dix heures du soir, nouvelle suffocation, plus violente que celle du matin. Après une heure de lutte, ses yeux se ferment, une pâleur extrême se répand sur son front, que la souffrance avait momentanément coloré; sa tête s'est penchée comme celle d'une victime lasse et résignée, attendant le coup qui doit la délivrer. Mademoiselle Sarah, épouvantée, appelle Rachel; elle la conjure, mais inutilement, de lui répondre : elle interroge le cœur, pendant que nous interrogeons le pouls. A peine sent-on quelques légers battements, dernières vibrations d'une vie qui touche à sa fin. Rose, la servante affectueuse, dévouée, infatigable, fond en larmes et tombe à genoux au pied du lit de sa maîtresse. Au milieu de ce tableau navrant, nous apercevons pourtant un visage toujours serein, celui de Rachel : le sourire semble errer sur ses lèvres.

A ce moment, quelques coreligionnaires, accourus de Nice en toute hâte, pénètrent dans la chambre mortuaire sur l'invitation de mademoiselle Sarah. Le Livre sacré est ouvert, ce livre que nous avons tous, au milieu des jeux de notre enfance, épelé sur les genoux de nos pères. Les choses de ce monde sont passées; les derniers liens qui attachent une âme immortelle à un corps terrestre sont brisés ou vont bientôt l'être : il ne reste plus qu'à pleurer et prier. Les Israélites entonnent, dans la langue des Prophètes, les chants de l'agonie; ces chants, le sens en échappe à notre esprit, mais notre âme les comprend, notre cœur nous les explique : il nous semble entendre une évocation de la tombe, qui s'entr'ouvre pour appeler à elle un être encore vivant! C'est la première fois de notre vie que nous assistons à une cérémonie de l'ancien peuple de Dieu, et celle dont nous sommes témoin, au milieu de la nuit, nous jette dans un trouble inexprimable.

Notre imagination, si calme d'habitude, nous transporte bien loin du rivage de la Méditerranée, et plus loin encore des temps présents. Nous nous demandons si nous ne sommes pas sous la tente des Patriarches, au pied de Sion, en face de la cité éternelle; nous nous demandons si ce n'est pas dans ces lieux saints, berceau et poussière de nos pères, que nous voyons expirer une fille d'Israël, la première entre toutes; hier encore la joie et l'orgueil de la génération. Ces voix qui pleurent autour d'elle, ne sont-ce pas les voix antiques, les mêmes qui remplirent si souvent le désert de leurs lamentations? Étrange destinée que celle de ce peuple, notre aîné à tous, dépositaire des archives du genre humain, condamné à traîner ses deuils par toute la terre à travers les siècles et les persécutions! Des nations le repoussent encore; pour se venger, il nous donne nous ne savons combien de noms illustres, entre autres Rachel!

Notre esprit s'égarait au milieu d'une foule de souvenirs bibliques, lorsqu'un incident inespéré vint nous rappeler à la réalité.

Rachel respire, ses mains se joignent, ses paupières se soulèvent, comme si elle sortait d'un paisible sommeil. Son premier regard, un de ses regards à elle, est un remerciement d'une tendresse admirable ; elle l'adresse à la sœur qui, au milieu de tant de peines et de douleurs, n'a pas oublié d'appeler sur son lit de mort les bénédictions du ciel. Ensuite, nous l'entendons murmurer les prières dont le bruit a frappé son oreille et répéter avec ses coreligionnaires : « Non, tu ne meurs pas, car tu vas vivre ; Dieu t'ouvre son sein ; envole-toi, envole-toi. »

Ici, nous devons renoncer à traduire les impressions des assistants ; une apparition ne les eût pas plus émus. Rachel était si belle dans ce moment, son regard était si plein de foi et d'allégresse, son front si radieux, qu'on eût dit qu'elle s'éveillait à la vie éternelle, au milieu des tribus de la Jérusalem céleste.

Ce réveil ne pouvait être un espoir, ce n'était qu'un répit, une dernière lueur d'une flamme qui va s'éteindre, un adieu suprême jeté à cette vie périssable, du bord de la fosse.

Quelques minutes après, sans lutte, sans effort, sans souffrance nouvelle, Rachel rendait son âme à Dieu.

. . . .

Pour ne rien omettre dans notre récit, nous devons mentionner une double coïncidence qui produisit une vive impression sur l'imagination populaire, toujours si prompte à environner certains morts de circonstances merveilleuses.

Au moment où Rachel expirait, la pluie, fort peu indiquée par l'aspect du ciel, vint subitement frapper les contrevents de la chambre mortuaire. L'observation, d'accord avec les indications de la science, prouve de reste que l'approche des météores aqueux peut hâter les dernières heures d'un mourant et faire ainsi coïncider l'agonie avec un changement de temps. Mais les croyances de beaucoup d'Israélites n'admettent pas une explication si simple. Aux yeux du peuple qui professe ces croyances, un semblable rapprochement atteste que les anges pleurent et accueillent au milieu d'eux l'âme de la personne qui vient de trépasser.

Toujours à la même heure, des habitants du Canet aperçoivent ou croient apercevoir quelques flammes au-dessus de la villa Sardou. Rachel était devenue l'idole de la contrée. Les voisins accourent, croyant à un incendie. Pas de traces d'un semblable sinistre dans la maison. Mais ils apprennent que la grande tragédienne a cessé de vivre. Plus de doute; c'est son âme qu'ils ont vue s'envoler au ciel, tous en sont profondément convaincus; le temps ne fera que fortifier leur foi. Nous oserions presque prédire qu'un jour viendra où ce prodige occupera une grande place dans la légende locale.

Heureusement la gloire de Rachel n'a pas besoin de la recommandation des préjugés populaires, auprès des générations futures. Jusqu'à ce que l'art dramatique, né avec la civilisation, s'éteigne avec elle, sur cette terre où tout passe, la mémoire des hommes conservera fidèlement deux noms, désormais unis par la tombe : Rachel et Talma.

CHAPITRE II.

LETTRES A RACHEL.

Quand la vie d'une personne illustre est menacée, tous ceux qui ont admiré son talent et que son génie a émus, tous ceux qui croient avoir été sauvés d'une affection analogue, par une médication quelconque; tous s'empressent d'accourir pour arracher sa proie à la mort.

Cet élan spontané, général, se remarque surtout pour l'artiste populaire, qui a profondément remué l'âme humaine et fait vibrer, une à une, toutes les fibres du cœur. Ce n'est pas à nous qu'il appartient de faire l'éloge de Rachel. Rien ne prouve mieux les sympathies universelles dont elle était l'objet que cet empressement de tant d'admirateurs, amis ou inconnus, à se disputer l'honneur ou, pour mieux dire, le bonheur de sa guérison.

Qui n'applaudirait à ce généreux élan, également honorable et pour Rachel et pour ses correspondants? Nous devons, toutefois, faire remarquer que, souvent, les conseils multipliés nuisent plus qu'ils ne servent.

Ici, l'abondance est un danger. Le malade, impatient de guérir, ou de se soulager, va d'une médication à l'autre, détruisant par celles-ci les effets peut-être salutaires de celles-là, essayant de tout, n'achevant rien.

Pour le malade, tout est bon, hormis ce qu'il y a de plus raisonnable; le nouveau l'attire, le merveilleux le séduit. Que de malheureux aggravent leurs souffrances, abrégent leur existence, en prêtant une oreille trop attentive aux affirmations officieuses de l'amitié et du dévouement!

Comme nous le démontrerons plus loin, le mérite d'un bon traitement consiste dans le choix des substances appropriées à chaque individu, à son âge, à son sexe, à sa manière de vivre, à l'état plus ou moins avancé de l'affection, etc. En faisant l'analyse des médications conseillées, nous comprendrons pourquoi elles réussissent chez les uns et ne donnent aucun résultat chez les autres. En attendant, reproduisons les lettres qui ont été adressées à Rachel sur sa maladie. Nous n'avons pas besoin de rappeler que Rachel est morte de phthisie pulmonaire.

Nous copions textuellement ces lettres; nous n'y changeons rien, nous nous abstenons de tout commentaire. Ceux qui les ont écrites ont tous eu, soit un sentiment de pitié pour la grande âme qui s'envolait, soit un sentiment de reconnaissance pour l'illustre interprète de nos grands poëtes. Rachel les a tous remerciés du fond du cœur. Elle a souvent exprimé le désir de réunir dans un recueil ces pensées généreuses.

Nous sommes heureux d'avoir été choisi pour réaliser un des derniers souhaits de cette artiste hors ligne.

Notre profession nous commandait de faire ressortir de ces lettres tout ce qui nous paraissait être réellement utile aux malheureux tuberculeux. Nous croyons avoir rempli ce but en résumant, aussi bien qu'il nous a été possible, les traitements qui ont été préconisés, jusqu'à ce jour, contre la phthisie pulmonaire. Le lecteur y retrouvera ce qu'il aura déjà lu dans les lettres adressées à Rachel, mais avec plus de détails et entouré de quelques remarques.

Nous ne classons pas les lettres qu'on va lire ; nous les donnons par ordre de dates. Elles ont déjà été publiées dans le *Moniteur des hôpitaux*.

LETTRE I.

A...., 28 août 1857.

La seule distraction qui, au fond de mon désert, vienne m'aider à supporter la vie, c'est la lecture du *Courrier des États-Unis;* j'y suis avec intérêt tout ce qui se rapporte à la France, ma chère patrie, que j'ai quittée depuis un an pour venir vivre ici au milieu de gens qui ne me sont guère sympathiques.

C'est avec un véritable chagrin, mademoiselle, que j'y ai appris votre retraite momentanée du théâtre auquel j'espérais bien que vous seriez rendue à votre retour d'Egypte. J'ai été une de vos plus grandes admiratrices, et voudrais bien pouvoir vous rendre un léger service en retour de tout le plaisir que vous m'avez fait éprouver.

Parfois les remèdes les plus simples opèrent des cures inattendues. Permettez-moi de vous en indiquer un qui m'a tirée d'une bronchite dont j'ai souffert quatre ans et qui empirait sous la direction de médecins fort habiles; ma voix était complétement éteinte, et la moindre odeur m'occasionnait des souffrances horribles.

Le remède est fort simple et m'a été donné par un vieux médecin qui l'avait toujours employé avec succès.

Il s'agit tout simplement de faire *cuire* un pied de veau dans une pinte de lait. Puis, quand il est bien cuit, passer le lait un peu refroidi à travers un tamis afin d'en extraire la graisse. On sucre alors ce lait peu ou beaucoup, et on y ajoute, si on l'aime, de la fleur d'oranger. Le lait, devenu froid, est complétement en gelée. On en mange des cuillerées tout le long du jour, et l'inflammation disparaît peu à peu.

Je serais fort heureuse, mademoiselle, si je pouvais vous obliger en ceci. Deux ou trois mois sont plus que suffisants pour vous procurer, sinon une guérison totale, du moins un mieux tellement grand qu'elle en sera la suite inévitable.

Recevez, etc. Z. Bureaux.

LETTRE II.

M....., 26 septembre 1857.

Mademoiselle,

Vous êtes pour moi, depuis une année, le sujet d'une foule de réflexions. Mille fois, je me suis senti pressé du désir de me mettre en relation avec vous, et mille fois, pour une cause ou l'autre, j'ai remis et remis. L'arrivée de mon frère... et la nouvelle de vos souffrances me décident à la fin.

Je suis prêtre (vous le savez sans doute) et curé d'une toute petite paroisse rurale, où je vis heureux et tranquille dans la société de deux excellents vieillards, mon père et ma mère, 'une sœur habile et dévouée, qui nous a donné sa jeunesse, puis de quelques livres, qui sont mon trésor et toute une partie de ma vie. Du sein de cette paix, je puis, à l'occasion, entretenir de graves et douces relations. Et ma pensée, bien souvent, s'est promis, comme un nouveau bonheur, de pouvoir échanger un mot sérieux avec une intelligence qui la saurait parfaitement développer. La reconnaissance que je vous garde, pour vos bons offices envers mon frère, pour votre bienveillant intérêt, si soutenu, si délicat, et par dessus tout le désir de vous être utile, me font aujourd'hui déposer toute crainte et vous dire :

Mademoiselle, voudriez-vous un instant seulement peser le monde ou la multitude? Vous l'avez souvent tenu suspendu au geste de votre main. Pondérez, équilibrez donc avec cette capricieuse *bête* (pardon! c'est un mot sérieux), les reflets de la réputation.

Vous avez poussé l'étude du naturel ou du sentiment jusqu'à la perfection du vrai. C'est le triomphe du génie. Mais un regard sur la main qui couronne, s'il vous plaît. Un regard ensuite sur la nature de cette perfection du vrai qui fait votre gloire et sur le vaste horizon qu'il déroule devant vous. Un instant, respirez sur ces hauteurs que j'appelle de l'imitation. Que de clartés une intelligence comme la vôtre devra pénétrer de là! Orientez-vous pour une seconde ascension. Posez votre pied sur le monde : qu'il serve à vous élever encore; il doit vous servir de marche-pied.

De la perfection du vrai par imitation, envolez-vous, hardie, courageuse, dans les puretés radieuses du vrai *réel* : votre génie veut et *doit* arriver à sa source originelle. Je ne vois point en vous de *complet* sans cet effort suprême. Oui, vous devez, parce que vous pouvez admirablement. En vous, c'est le cœur autant que l'intellect qui a su exploiter la miraculeuse machine du corps. Pressez donc à deux mains ce cœur, cette intelligence, et faites-en, libre, grave, inspirée toujours par l'impulsion du génie, un solennel hommage à la *vérité plé-*

nière, qui fera de vous un tout complet. Dans votre genre, il ne faut que du parfait. Voilà mon mot.

Mais j'ai autre chose de sérieux à vous dire.

Le bon Dieu vous recherche, vous poursuit, vous éprouve comme l'or au creuset de la souffrance. Vous ferez halte et vous tournerez pour lui donner un regard seulement, une attention qui paye sa persévérance. La rumeur s'en répand déjà sur le monde.

Vous avez offert, m'a dit mon frère, la moitié de votre fortune à la science, à condition qu'elle promît seulement d'acheminer seulement votre santé.

Pour l'amour du maître que j'ai l'honneur de servir, je viens vous faire offre cordiale de quelques moyens dont l'emploi discret et constant vous pourront bientôt ramener à bonne et solide espérance.

Personne ici ne sait et ne saura de sitôt mon entreprise; et, si vous le voulez bien, autour de vous aussi, personne ne le sachant (et j'entends ici, par personne, surtout aucun médecin), nous pourrions à nous deux soigner votre santé. Si vous acceptez ma proposition, vous voudrez bien me raconter en détail :

1° Les causes à vous connues de votre mal;

2° Les constatations résultant de l'observation des hommes de l'art;

3° Votre constitution;

4° Le point défini du siége de votre mal;

5° Les traitements divers que l'on a employés;

6° Vos habitudes de régime.

Je serai bien heureux si, vous persuadant avant tout que *vraiment* vous pouvez guérir, je puis contribuer, Dieu aidant, à vous rendre à vous-même en écartant la maladie. C'est de bien grand cœur que je vous fais ces offres, comme celles de vieil ami.

Recevez, etc.

X.....

Curé à.....

LETTRE III.

A....... (Côte-d'Or).

Mademoiselle,

C'est un inconnu qui a l'honneur de vous écrire; mais un inconnu qui partage la sympathie générale à votre égard, qui prend vivement part à ce désir unanime du rétablissement de la grande tragédienne dont la renommée est universelle.

Sans doute les célébrités de la science cherchent à vous rendre une santé précieuse; cependant on peut oublier de simples remèdes qui quelquefois sont efficaces.

Je veux parler du marron sauvage ou marron d'Inde. Coupé en grains de café (après l'enlèvement de la pulpe), rôti aux trois quarts, puis réduit en poudre, je l'ai vu produire de merveilleux effets sur l'un de mes amis attaqué gravement du mal de poitrine, et qui en prenait chaque matin une cuillerée. On fait disparaître l'amertume en avalant ensuite une cuillerée de café au lait, puis en se rinçant la bouche. Un autre effet de ce remède, c'est qu'ordinairement il occasionne, une demi-heure ou une heure après, un sommeil profond et paisible.

J'ose vous livrer cette simple recette que vous ignorez peut-être. Si, après en avoir référé aux savants médecins qui vous entourent, son usage pouvait contribuer à votre rétablissement, je m'estimerais certes fort heureux de vous l'avoir indiqué.

Veuillez, etc.

PICHARD,
Ancien maire.

LETTRE IV.

Monsieur,

Je n'ai l'honneur d'être connu ni de vous ni de votre demoiselle; mais, comme tout le monde, m'intéressant à la santé de votre pauvre malade, je prends l'extrême liberté de vous dire que, s'il en est encore temps, je n'hésiterais pas, à la place du médecin, à lui conseiller :

1° Malgré probablement la répugnance, l'ALLAITEMENT par une nourrice FORTE et JEUNE ;

2° Pilules de proto-iodure de fer de Blancard, deux pilules par jour; continuer;

3° Alimenter; bonnes viandes, vin généreux, avec eau, soit de Bussang, soit de Saint-Galmier ou de Soultzmatt, le tout conjointement.

Je serais fort heureux, monsieur, si les journaux, qui m'apportent de mauvaises nouvelles, m'apprenaient qu'il y a un peu d'amélioration.

Veuillez communiquer ma lettre à M. votre médecin, et lui dire que je me suis parfaitement trouvé de cette ordonnance dans ma clientèle ; et puis, vous saluant l'un et l'autre ainsi que la très-illustre malade, permettez-moi, ne sachant comment mon indiscrétion, toute d'intérêt et de bienveillance de ma part, sera interprétée, de ne pas signer cette lettre, n'en restant pas moins votre, etc.

LETTRE V.

B......, le 6 octobre 1857.

Madame,

L'an dernier, j'eus l'honneur de vous écrire pour vous demander si vous vouliez tenter votre guérison par le magnétisme. Je ne reçus point de réponse de vous. Je ne sais si ce sont les personnes qui vous entourent qui vous ont empêchée d'employer ce moyen, le seul, à mon avis, qui eût pu arriver au résultat tant désiré de tous ceux qui vous aiment ou vous honorent.

Aujourd'hui, c'est avec un navrant désespoir que je lis dans les journaux quelle est votre situation périlleuse. S'il en est encore temps, daignez me faire écrire un seul mot d'assentiment à mes désirs, et vous verrez qu'il y a encore des hommes de cœur qui savent accourir pour sauver les personnes illustres que la patrie ne doit pas perdre dans l'été de leur vie!

En attendant, veuillez, etc.

Brunet de Ballans,
Professeur de science magnétique.

LETTRE VI.

T......, 7 octobre 1857.

Madame,

Vous me pardonnerez si, au milieu de votre longue maladie, je prends la liberté de vous adresser ces quelques lignes. Mon excuse est tout entière dans les sentiments de respectueuse sympathie que j'éprouve pour vos souffrances et dans le vif désir que j'aurais de contribuer au soulagement d'une des plus grandes gloires artistiques de la France.

Depuis longtemps, madame, les journaux m'ont appris que vous cherchiez à rétablir, par votre séjour dans différentes contrées, votre santé altérée par votre voyage dans les pays intertropicaux. J'ai lu avec beaucoup d'intérêt les bulletins sanitaires qui étaient publiés sur votre compte, car où l'admiration publique ne vous poursuivrait-elle pas ! et je m'aperçois que jusqu'à ce jour vous n'avez pas encore obtenu de résultats bien satisfaisants.

Madame, une maladie qui dure autant est bien capable d'abattre le courage le plus éprouvé, la résignation la plus patiente, et pourtant aujourd'hui, je vous écris pour vous dire que, malgré tout ce que vous avez souffert, vous ne devez pas désespérer de votre état. Je suis médecin, et j'ai passé plusieurs années de ma vie au loin dans nos colonies. J'ai été rudement éprouvé en 1851 et en 1852 à la Martinique, dans une épidémie de fièvre jaune, et en 1853, quand je suis revenu en France, j'ai éprouvé des symptômes fort graves produits surtout par une surexcitation prodigieuse du système nerveux. Pendant de longs mois, j'ai été en proie à une insomnie terrible, à un dégoût profond ; le jour et la nuit, j'étais obsédé par les idées les plus singulières ; physiquement je souffrais peu, mais moralement, mes douleurs étaient excessives. Mon corps se ressentait naturellement de cet état éminemment nerveux. Aussi j'étais un véritable squelette, et bien des personnes portaient sur moi un pronostic fâcheux.

Pourtant, madame, avec le temps, avec très-peu de remèdes, avec les soins surtout de la famille, et en mettant les livres de côté, je suis parvenu à recouvrer la santé ; mais cela a été long : il a fallu compter par années avant que le calme ne revînt dans mon système nerveux ; et aujourd'hui, pour conserver ce calme, pour ne pas voir reparaître d'anciens symptômes, je suis obligé de ne boire que de l'eau, de me

priver de tout excitant, d'écarter toute émotion et tout travail qui tendrait trop mon esprit. . . . .
. . . .

Nous regrettons de ne pouvoir offrir à nos lecteurs la fin de cette lettre. D'après ce qui précède, il est permis de supposer que l'auteur conseille à Rachel le même régime qu'il suit lui-même depuis quelques années.

LETTRE VII.

Ch...., 1er novembre 1857.

Mademoiselle,

Depuis longtemps, mademoiselle, j'apprends par les journaux que votre santé est assez sérieusement altérée, et que vous n'avez pu encore obtenir une amélioration satisfaisante.

Qu'il me soit permis de vous dire que, dans une foule de cas semblables, j'ai obtenu des guérisons tant en France qu'en Amérique. Il y a deux ans et demi à peu près, à Bordeaux, j'ai soigné une jeune demoiselle de dix-huit à vingt ans, abandonnée et réduite à l'état de marasme le plus complet; aujourd'hui elle est grasse, fraîche, et jouit d'une brillante santé; elle se livre à l'enseignement, profession fatigante, sans en éprouver la plus légère incommodité. Mademoiselle de La Paulz est son nom.

Si j'étais assez heureux pour obtenir les mêmes résultats sur vous, si toutefois vous voulez mes conseils, ne serait-ce pas un grand bonheur pour vous, pour votre famille et pour vos amis ?

Si par hasard vous preniez la résolution de m'appeler vers vous pour vous donner des soins, je ne voudrais rien entreprendre avant que vous ne donniez exactement le détail de toutes vos fonctions. . . . .

Que ma modeste position ne vous décourage pas, j'ai l'espoir d'arriver à un bon résultat; vous savez que dans la vie il y a des causes fatales qui vous éloignent quand même du théâtre qui vous conviendrait.

En attendant, etc.

Le docteur **Abadie**.

LETTRE VIII.

L...... octobre 1858.

Mademoiselle,

Ma lettre va vous paraître bien étrange, car vous ne me connaissez pas, et j'ose vous écrire! Mais qui ne s'émeut pas en apprenant vos souffrances, vous, notre gloire, qu'un affreux malheur nous a si tôt ravie. Ma sympathie a encore d'autres liens... Je suis malade depuis six ans; mes bons parents ont tout fait pour me guérir : médecins les plus célèbres, climats chauds, eaux thermales de toutes sortes, rien n'a fait; seulement je vis... Mais est-ce vivre que de vivre pour toujours souffrir! Cependant, depuis un an on me sollicitait pour me faire suivre un nouveau traitement qui, me disait-on, devait me guérir radicalement. Je ne pouvais me décider à cause de la façon dont le remède principal est administré.

C'est un long tube de *cuir fondu* (*sic*), gros environ comme le petit doigt, au bout duquel est solidement attaché un pinceau; ce pinceau se trempe dans une liqueur composée par le docteur, et cette sonde (car tel est le nom de l'instrument) est introduite matin et soir par le gosier, allant de cette façon directement toucher au mal. L'introduction, je l'avoue à ma honte, mademoiselle, m'effrayait affreusement; cependant, au printemps de cette année, je fus si mal, que je me décidai à me soumettre. Le docteur avait passé tout l'hiver à Paris, traitant les malades ; mais, à l'époque dont je parle, il était parti pour Celles-les-Bains (Ardèche), où sont les eaux qu'il exploite et dont il tire ses médicaments. Je partis donc. Le traitement est très compliqué ; je le suivis deux mois et demi, du 15 juin à la fin d'août ; comme je suis très faible, il me fatigua beaucoup, mais il n'est nullement douloureux.

De retour chez moi depuis un mois et demi environ, je vois mes forces revenir chaque jour. J'ai bon appétit, bon sommeil, et j'attends impatiemment l'arrivée du docteur à Paris pour recommencer ce traitement, car maintenant j'ai foi et espoir ; il me semble que Dieu, en mettant le mal sur terre a dû mettre à côté le remède ; seulement, il fallait l'homme intelligent pour le trouver ; ne serait-ce pas celui-là ? Je ne suis pas encore guérie, mais il me semble que la vie revient ; essayez donc, mademoiselle. Lorsqu'on a épuisé tous les moyens connus, on se risque, comme je l'ai fait moi-même, dans l'inconnu. Le docteur Barrier reste à Celles jusqu'au mois de novembre, je crois ; écrivez-lui de suite ; il me semble pouvoir vous prédire que là est le salut, mademoiselle.

Recevez, etc. EMMA BACH.

LETTRE IX.

P ...., le 2 novembre 1857.

Mademoiselle,

Je reçois à l'instant la lettre de M. Barrier, et je m'empresse de vous la faire passer. Elle vous paraîtra peut-être bien laconique ; mais lorsque vous connaîtrez le docteur, elle ne vous étonnera plus, car c'est l'homme le plus simple de la terre ; aussi une parole de lui vaut plus que tous les beaux discours que m'ont tenus tant d'autres, pour n'arriver à aucun résultat.

J'ai appris avec joie par le journal que votre santé s'améliorait, grâce à un nouveau traitement que vous suiviez depuis quelques jours. Je ne connais pas M. Bergonier, mais j'en ai entendu parler. Je crois que son système consiste en des applications de certains cataplasmes sur la poitrine, afin de faire sortir extérieurement le mal. Fasse Dieu qu'il réussisse dans la belle tâche qu'il a entreprise ! Mais si par malheur dans quelque temps, vous ne trouviez plus tout le bien désiré, n'oubliez pas mon docteur, il vous sera toujours tout dévoué. Moi-même, mademoiselle, je me mets à votre disposition, si par hasard je pouvais vous être utile en quelque chose.

Agréez, mademoiselle, etc. EMMA BACH.

Voici la lettre du docteur :

Celles, le 31 octobre 1857.

Mademoiselle,

J'ai lu avec beaucoup d'attention la notice que vous m'avez adressée sur mademoiselle Rachel. *Je ne désespère pas.* Je quitterai Celles mardi (**3** novembre) ; je serai à Paris le **4** ou le **5**. Je descendrai rue Buffault, 19, (hôtel Franklin).

J'aurai à vous remettre un médicament dont vous n'avez pas encore fait usage, et qui sera propre à enlever vos palpitations.

Veuillez, mademoiselle, etc.

BARRIER, D. M. M.

LETTRE X.

L...., 31 octobre 1857.

Mademoiselle,

Depuis que je vous sais en France, et toujours bien souffrante d'une cruelle maladie par laquelle je viens de passer, je ne puis résister au désir incessant qui me tourmente de vous écrire, pour vous indiquer le remède qui m'a guérie.

Je commencerai par vous dire que je suis la femme d'un négociant de cette ville, dont la position assez élevée vous ôtera toute idée autre que celle de rendre une mère à ses enfants et une femme aussi illustre à notre pays.

En septembre 1854, je pris une bronchite aiguë, qui s'aggrava de jour en jour; la toux ne me quittait pas d'une seconde, et la fièvre était continuelle. J'essayai de tous les remèdes possibles, rien n'y fit; au contraire, la maladie s'étendit au poumon droit; les crachats devinrent effrayants. Je fus condamnée par les premiers médecins de notre ville; je fus à Paris consulter M. Andral : même avis de sa part.

On m'envoya à Hyères en même temps que vous partiez pour l'Égypte; je ne m'y trouvai pas mieux. Je me mis à cracher le sang et à prendre de violentes et successives hémorrhagies. Deux ans et demi se passèrent ainsi entre la vie et la mort, entourée des soins de ma famille éplorée. J'en étais là en avril dernier, lorsqu'une de mes parentes, qui habite Paris, me conseilla l'eau de *Léchelle*, qui avait sauvé une dame qui se trouvait dans mon état. J'en fis de suite usage, et, au bout de *trois* flacons, ma toux et mes crachats disparurent entièrement; je fus sauvée! Je continuai de prendre de cette eau bien régulièrement pendant trois mois. J'en bois encore un peu de temps en temps par précaution : voilà donc six mois de passés; ma toux n'est pas revenue, et le médecin m'autorise à passer cet hiver à Lyon, entourée de mes nombreux enfants.

Cette eau est composée par M. Léchelle, pharmacien-chimiste, rue Lamartine, 35. Il en a des dépôts dans toutes les villes. Si, par hasard, elle ne se trouve pas à Cannes, il y en a ici, ou bien vous lui écrirez de vous en envoyer.

Les médecins qui m'ont consultée pendant ma maladie et après disent que c'est une résurrection. Il n'est pas possible que vous soyez plus malade que je l'ai été. Depuis l'année dernière, j'ai engraissé de *vingt livres*.

Avec chaque flacon est là manière de s'en servir. Voici

comment j'ai fait : dans un demi-verre d'eau un peu tiède, je mettais deux cuillerées à bouche de l'eau de Léchelle, et je sucrais avec du sirop de gomme. Je répétais cette dose trois fois par jour.

Tous les médecins ne connaissent pas, malheureusement, ce remède ; cependant, à Paris, il devient à la mode ; son emploi dans aucun cas ne peut être nuisible, le goût n'est pas désagréable. Je ne sais si vous crachez le sang, n'importe ; son effet comme cautérisation est certain. J'ai la plus vive conviction qu'elle vous guérira. Mon inspiration doit être heureuse ; prenez-en, et un jour j'aurai de vous un remercîment.

Si vous teniez à avoir de moi encore quelques renseignements, je suis toute à vous ; je vous conseille de ne pas prendre les avis des uns et des autres ; passez outre et essayez.

Recevez, etc. ÉLISA PIN.

LETTRE XI.

L..., 16 novembre 1857.

Mademoiselle,

Je me hâte de répondre à toutes les questions que vous me faites sur la maladie que j'ai eue. Permettez-moi de vous dire combien je suis heureuse de voir que mademoiselle Rachel va essayer de l'eau de Léchelle; là est toute sa guérison, ayez tout espoir. Ce qui prouve que votre illustre malade a une organisation comme la mienne, c'est que depuis plusieurs années elle a résisté à sa maladie et même aux *remèdes* plus ou moins douloureux qu'on a essayés sur elle. Je vous expédie aujourd'hui les flacons que vous me demandez.

Pendant deux ans et demi, j'ai fait toutes sortes de remèdes, tels que vésicatoires, sangsues, pastilles de potasse appliquées au bas de la poitrine, huile de foie de morue de Bordier, limaces vivantes et toute espèce de sirops : rien n'a pu faire cesser ma toux, qui était continuelle *jour et nuit;* je n'avais pas le temps de reposer la tête sur l'oreiller. Mes crachats étaient non-seulement grisâtres, mais nauséabonds; ma chambre en était infectée, au point que l'on y faisait brûler du goudron. De plus que mademoiselle Rachel, puisque vous n'en parlez pas, je crachais le sang, ce qui m'affaiblissait successivement. Malgré tout cela, j'avais l'espoir de guérir, il me semblait que j'attendais un remède d'en haut. Il est venu, et je vous le transmets. Pour moi, pour ma famille et pour mon médecin ordinaire, l'eau de Léchelle m'a seule guérie. Cette eau ne donne pas la diarrhée; du reste, je ne l'ai jamais eue durant ma maladie. Mes époques m'ont abandonnée durant trois ou quatre mois. Ce sont des douches chaudes sur les jambes, à Allevard (Isère), qui me les ont fait revenir. Ma maigreur a été extrême. On me disait aussi phthisique. Aussitôt que j'ai pris de cette eau, ma toux a diminué *et entièrement disparu* au bout de *douze à quinze jours*. De cela il y a six mois. J'ai pris un embonpoint qui devient envahissant, vu ma petite taille. On me dit rajeunie de dix ans; j'en ai quarante-deux depuis un mois. A cet âge-là on a beaucoup de force. Cette eau peut se prendre une demi-heure après les repas, sans altérer la digestion; j'en prenais par deux cuillerées à bouche mêlées dans un demi-verre d'eau tiède et un peu de sirop de gomme, que je buvais par gorgées et chaque fois que je toussais. On peut aller jusqu'à six par jour et autant la nuit; il n'y a aucun inconvénient. Elle se prend pure dans des cas d'hémorrhagies; moi, je l'ai toujours mêlée avec de l'eau.

Chaque fois que l'on m'appliquait des emplâtres ou vésicatoires, ma fièvre redoublait; j'engage mademoiselle Rachel à y renoncer. J'en ai fait si souvent l'expérience que la pratique vaut mieux que la théorie.

Je disais dans ma première lettre que M. Andral, de Paris, m'avait condamnée, et je vous nommerai ici MM. Barrier et Bouchacour; à Hyères, M. Laure; à Montpellier, M. Bouisson, et à Allevard, M. Chatin. C'est fâcheux pour la science, mais c'est heureux pour moi. L'eau de Léchelle m'a sauvée, guérie radicalement, mon poumon est cicatrisé, je me couche et je dors parfaitement sur le dos, chose qu'il m'a été impossible de faire pendant deux ans et demi.

Ayez donc confiance, je désire ardemment que votre sœur et vous soyez convaincues. Pourquoi ne guérirait-elle pas comme moi? Elle est entourée de vos soins comme je l'ai été de ceux de mon mari qui vous égale en dévoûment. Aujourd'hui, je me sens si forte, si heureuse, que le bonheur déborde de tout mon être, que je voudrais guérir tous ceux qui souffrent. Ma pensée est depuis longtemps vers mademoiselle Rachel; son état si semblable au mien me préoccupait beaucoup; si je n'avais été si éloignée, je serais allée lui parler; je suis bien satisfaite de lui avoir écrit, puisqu'elle va essayer mon remède.

Vous voudrez bien, mademoiselle, me donner de temps à autre de ses nouvelles; si je me suis mal expliquée dans les détails que je vous donne, ce sera plus qu'un plaisir pour moi de vous en donner de nouveaux.

Je relis ma lettre, et je vois que j'ai oublié de vous dire que, malgré que ma toux avait cessé au bout de trois flacons, j'en ai bu continuellement pendant trois mois, et encore maintenant il m'arrive d'en prendre un peu lorsque j'ai un peu trop parlé et que le gosier est un peu irrité.

J'ajouterai encore que tous les médecins ont essayé de me faire prendre de l'iode sous toutes les formes possibles, et que chaque fois mon état a été empiré!

Le seul remède que j'aie continué avec l'eau de Léchelle, est l'huile de foie de morue. Je l'ai suspendue depuis quatre mois. Mon docteur veut que je la reprenne pour cet hiver, mais je sens que c'est inutile.

Recevez, etc. Élisa Pin.

LETTRE XII.

M...., le 19 octobre 1857.

Mademoiselle Rachel,

Je me permets de vous faire parvenir par M. Périssot, qui a soin de mon jardin au Basset, une recette dont l'efficacité a été très souvent reconnue par des personnes souffrant, comme vous, d'une débilité d'estomac, et qui, à cause de cela, ne pouvaient prendre de la nourriture. Il est bon toutefois que l'usage de cette recette ait l'approbation de monsieur votre docteur, et que M. Sardou en ait connaissance.

J'ose espérer qu'une amélioration sensible justifiera l'emploi de ce médicament, ce que je serais heureux d'apprendre très prochainement.

Dans cette attente, etc. L. Sardou.

LETTRE XIII.

P...., 6 novembre 1857.

Mademoiselle,

Tous les admirateurs de votre prodigieux talent s'intéressent vivement au rétablissement de votre précieuse santé et lisent avec anxiété les bulletins officiels qui en constatent l'état.

Le dernier, publié par le journal *la Presse*, dans son numéro d'hier, daté du Cannet, le 3 courant, indique que votre rétablissement tient à la cicatrisation des *tubercules* existant dans les régions pulmonaires.

Dans ces circonstances je me fais un devoir de vous annoncer que M. Barrier, membre correspondant de l'Académie impériale de médecine, propriétaire des eaux minérales de Celle (Ardèche), actuellement à Paris, possède un moyen ***prompt et infaillible de guérison*** contre la ***phthisie pulmonaire***, même ***tuberculeuse***. Atteint moi-même d'une ***hypertrophie du foie***, je me suis rendu auprès de lui l'année dernière, à son établissement thermal de Celles, et dans ***moins d'un mois*** j'ai été complétement guéri.

Pendant mon séjour à Celles, j'ai vu arriver de nombreux malades, atteints de ***graves affections pulmonaires***, réputées ***incurables*** par les princes de la science médicale, et tous ont recouvré la santé. Plusieurs même avaient été expédiés au docteur comme un ***défi*** par ses confrères de la capitale.

La science de M. Barrier ne consiste pas dans l'administration de substances plus ou moins empiriques; son traitement va directement au poumon, qu'il cicatrise comme par enchantement et avec une facilité que l'on a peine à comprendre. A peine a-t-il commencé, que le malade rejette les matières morbides qui s'opposaient au libre exercice du poumon; peu à peu le poumon acquiert de la force, sa respiration devient moins gênée, le teint se colore, l'embonpoint revient et le condamné renaît à la vie.

Ces faits sont à la parfaite connaissance des personnes honorables que je vais avoir l'honneur de vous citer, avec lesquelles je me trouvais aux eaux de Celles, lesquelles ont été ***radicalement guéries*** de maladies réputées ***incurables*** (affections cancéreuses), et adressées à M. Barrier par leurs propres médecins.

(Suit l'énumération des cinq malades guéris par le docteur Barrier.)

M. le docteur Barrier est l'homme ***honnête et consciencieux*** par excellence, aussi modeste que savant; il est auteur du traitement des maladies ***scrofuleuses*** et ***cancéreuses*** par les méthodes iatraleptiques, duquel je me permets de vous adresser un exemplaire à ***son insu***. Il ignore pareillement que je m'étais permis de vous l'indiquer pour votre parfaite guérison.

Ce même docteur est parfaitement connu de M. Bazin, médecin de l'hospice Saint-Louis, de Paris, lequel rend pleine ustice à l'excellence de sa méthode de toute *évidence.*

Pour en terminer à l'égard de M. le docteur Barrier, j'ajouterai à son éloge, qu'il est l'ennemi de toute publicité; que sa fortune personnelle est considérable; qu'il limite le nombre de ses malades aux besoins de sa santé si précieuse à tous ceux qui le connaissent, et que sa clientèle provient uniquement des indications fournies par les personnes qu'il a guéries.

Si vous daignez accorder quelque confianee à ma lettre *toute désintéressée,* mais écrite dans le but d'ajouter à la réputation de M. Barrier, par *votre propre guérison,* je m'estimerai heureux de cette démarche, et je remercierai la Providence de sa divine inspiration.

Je suis, etc.

E. DE LA VERGNE,
Ancien notaire.

LETTRE XIV.

Draguignan, 9 novembre 1857.

J'apris avec douleur que mademoiselle Rachel est atteinte d'une maladie pretendu grave du poumon, quon desesperent de sa guérison. Rasurez-vous mademoiselle Rachel vous n'avait pas cette maladie, un tempérament nervoso-sanguin, une constitution forte n'a auqun symptome de ces maladies.

Le tempérament scrofuleux développent les maladies les plus dangereuses et phthisie tuberculeuse.

Par le régime debilitant au lieu tonique et réparateur pour votre tempérament les poumons et l'estomac ne fonctionne plus, et les systemes nerveux produit les spasmeus par manque de chaleur et de rougeur du sang (chloros).

Mademoiselle Rachel peut avoir d'autres maladies qui peuvent affecter les organes générateur qui peut d'être la cause de votre maladie. On ne peut pas guérir les malades les plus dangereux que par les connaissances profondes de l'actions de tous les remèdes et leur combinaison.

Il a trove la combinaison heureuses des plusieurs et différants médicaments qui ajit avec certitude sur les poumons alterés de tub. Il arrêtent les symptômes alarment et il a obtenu des guérisons sur nombreuse malades atteinte de ces maladies desesperés pour la société.

Son sirop calmant composé de differentes remedes, calme la toux opiniatre et a la longue il disparai.

Comme votre vie est en dangé par les ignorants médecins parceque en France qui ne conaisant pas lactions des remedes, toutes les maladies pour eux son incurable ; cet ignorence des remedes, a immole bien de victimes meme du cholera qui n'est qu'un diarrhe.

Sa vie est trop precieuse pour la societé et elle lesera le plus vif regret pour la France. Il est de mon devoir de se rendre les plus tot auprès de mademoiselle Rachel pour arreter le danger et obtenir la guerison par mes remedes quis ne faillir jamais. Je serai heureux de voir cette grande tragedien à Paris.

Je suis à vos ordres.

Regever les santiments de celui qui a le bonheur de vous guérir.

J. Moretti, D. M.

LETTRE XV.

T...., le 15 novembre 1857.

Mademoiselle,

Il paraît que vous n'avez pas trouvé le remède que je vous indiquais sur ma lettre assez bon, puisque je n'ai pas reçu de réponse de votre part ; cependant je puis vous assurer que ce remède est des plus efficaces pour le genre de maladie dont vous êtes atteinte. J'avais oublié de vous dire qu'il fallait changer tous les jours les cressons et les escargots.

Si vous n'avez pas reçu ma lettre première, celle-ci vous paraîtra étrange, ne connaissant pas le contenu de la première que j'ai eu l'honneur de vous adresser il y a environ douze jours. Si par cas vous l'aviez refusée, veuillez être assez bonne pour me faire une réponse par le retour du courrier, et je me ferai un vrai plaisir de vous donner tous les détails que je vous donnais dans ma première missive.

Dans l'attente, etc.,

ROUCH.

Nous n'avons point entre les mains la *première missive* de l'auteur de la lettre ci-dessus, mais nous avons été assez heureux pour retrouver le *remède* indiqué. Le voici :

Consommé pour faiblesse de poitrine.

Dans un pot neuf on mettra :
Trois bols d'eau de fontaine ;
Deux pieds de mouton ;
Deux cœurs de laitue ronde ;
Une poignée cresson ;
Cinq à six feuilles chicorée blanche ;

Une carotte râpée;
Une pincée de cherfeuil (*sic*);
Une demi-once gomme arabique blanche,
Une once sucre candi;
Quatre escargots écrasés.

On fera bouillir le tout à petit feu jusqu'à réduction d'un bol, que l'on passera à travers un tamis ou d'un linge. Le lendemain bon matin, on fera chauffer le consommé au bain-marie, on le servira au malade, qui restera au lit encore une heure au moins, et ne prendra son déjeuner que deux heures après.

Dans le cas que ce consommé pèserait trop, on pourra le réduire; on ne mettra qu'un seul pied de mouton, et la moitié du sucre candi et de la gomme.

LETTRE XVI.

A..., 10 novembre 1857.

Mademoiselle,

Depuis longtemps les journaux m'ont appris le mauvais état de votre santé. Comme vous êtes une des gloires de notre siècle et de notre pays, votre nom est souvent répété dans les lieux que ma position de voyageur de commerce me force à parcourir. A ce titre seul, indépendamment des émotions que vous m'avez procurées, et dont le souvenir durera autant que ma vie, il est facile d'expliquer l'intérêt que moi et tant d'autres nous vous portons. Je voudrais donc pouvoir vous être utile, et je désire que les renseignements que je vais vous transmettre puissent vous rendre une santé florissante.

J'étais à Montbéliard il y a quelques jours. Mes affaires m'ont mis en rapport avec une personne qui connaît M. Renaud, négociant à Bourogne, village près de Montbéliard, dans le Haut-Rhin, dont la femme, atteinte d'une maladie de poitrine, *réputée incurable*, a été guérie en quelques mois. Cette guérison remonte déjà à plusieurs années; et, chose remarquable, plusieurs parentes de madame Renaud étaient déjà mortes de la même maladie. On n'a pu me dire le nom du médecin qui a fait cette cure, sans cela je vous le transmettrais. La personne de qui je tiens ces renseigements m'a affirmé que ce qu'elle me disait était de la plus rigoureuse vérité, et que le fait dont elle me parlait était de notoriété publique.

Croyez-moi, mademoiselle, informez vous, cela est facile et n'engage à rien. Le hasard est peut-être aujourd'hui la Providence qui se sert d'un pauvre commis-voyageur pour conserver à son pays sa grande tragédienne.

Recevez, etc.

C. COPEZ.

LETTRE XVII.

Saint-J. d'A..., 16 novembre 1857.

Mademoiselle,

Lorsque j'appris par les journaux que vous étiez partie pour le Midi, allant chercher un climat plus convenable pour l'état de votre santé, je m'empressai d'écrire à M. Empis pour lui indiquer un moyen plus curatif, qui, depuis quarante-six années, ne m'a jamais fait défaut, même parmi les malades abandonnés de leurs médecins. J'aime à croire que ce monsieur vous porte assez d'intérêt pour vous avoir transmis les prescriptions; dans le cas contraire, je suis tout à votre disposition; mais, malheureusement, on ne peut pratiquer le traitement avant le mois de mai prochain; votre santé est trop précieuse à votre famille et à la France, qui est à bon droit fière de sa sublime Rachel.

Croyez-moi, mademoiselle, les médecins d'aujourd'hui ne professent plus l'art de guérir, mais celui de s'enrichir aux dépens de ceux qui souffrent.

Comme rien n'est impossible à Dieu, consultez une somnambule, si vous en avez près de vous de bien lucides. Autrement, envoyez de vos cheveux à madame Morelle à Niort (Deux-Sèvres), qui vient, en août dernier, de guérir un jeune soldat de l'armée d'Afrique, qui n'avait plus qu'un poumon. Cette dame a prescrit elle-même le remède écrit dans son sommeil ; comme il pouvait répugner au malade, on l'a administré par le bas.

Je ne suis pas médecin ; mais le frère de mon père, ancien religieux de la charité, et, en 1798, chirurgien en chef de l'armée des Pyrénées, m'a laissé un cahier où il a décrit toutes les prescriptions utiles à l'humanité. Ayant trouvé dans l'industrie une aisance qui me permet de livrer tous ces secrets sans accepter la moindre rétribution, je serais, quoique septuagénaire, disposé à passer dix ou douze jours près de vous, temps suffisant pour votre complet rétablissement, si votre santé laissait encore à désirer à cette époque.

Daignez recevoir, etc.,

F. FROMY.
Ancien président du tribunal de commerce.

Ce traitement, renvoyé au mois de mai, piqua notre curiosité. Nous écrivîmes à M. Fromy pour lui demander s'il désirait livrer son secret à la publicité. M. Fromy nous fit la gracieuseté de nous répondre deux lettres, desquelles nous extrayons les passages suivants :

J'ai déploré, comme tous ceux qui l'ont connue, la fin prématurée d'une aussi célèbre personne que mademoiselle Rachel. Personne ne la pouvait guérir sans employer le traitement que j'avais indiqué à M. Empis, et que son orgueil n'a pas permis d'utiliser ; car, sans le magnétisme, auquel j'ai la plus grande confiance, la phthisie pulmonaire est incurable par les remèdes employés jusqu'à ce jour.

Les personnes atteintes de cette indisposition devront se lever à quatre heures et demie du matin, se bien couvrir des pieds à la gorge, et faire par un temps sec (le vent et la pluie étant contraires), une promenade d'un kilomètre ou deux, et revenir se mettre au lit, où elles resteront une heure ou deux. Chaque jour on augmentera la distance. Après dix à quinze jours, on est radicalement guéri ; par la transpiration, la chemise est mouillée; on éprouve un bien-être indicible. Si le malade ne pouvait marcher, on se sert du cheval de selle ou de la voiture, le résultat devient le même ; le sang se porte à l'épiderme et la transpiration s'établit. Ce résultat obtenu, la guérison est complète. Tant qu'à la nourriture, il faut s'abstenir de viandes salées et épicées. Vous le voyez, monsieur, tout cela est fort simple ; mais je dois vous l'observer, la personne atteinte de la phthisie éprouve une grande contrainte pour se lever aussi matin. La femme d'un de mes amis de Rouen criait, pinçait, mordait son père ou son mari lorsqu'on devait l'habiller. Abandonnée du premier médecin de cette localité, elle fut guérie en douze jours. Cette dame, qui depuis a perdu son mari, m'a dit avoir sauvé plus de cent personnes. Inutile d'aller à Hyères ou Nice. Vous devez donc faire connaître les prescriptions, car vous sauverez cinq cent mille personnes qui périssent de cette terrible maladie tous les ans.

Dans sa seconde lettre, M. Fromy s'exprime ainsi :

La précipitation avec laquelle j'ai répondu à votre lettre depuis quelques jours en retard, m'a fait oublier plusieurs avis que sans doute votre expérience eût devinés, mais que, pour l'acquit de ma conscience, je dois vous transmettre. Il paraît que le moyen curatif, employé par mon très honoré oncle Grégoire Fromy, tient un peu de l'homœopathie, puisqu'une suppression de transpiration ne se guérit que par la sueur produite par la locomotion qui porte le sang à l'épiderme et rétablit l'équilibre, car la personne atteinte de la phthisie périt par l'excès de la transpiration qui est le produit du sang changé en eau. Il faut dire que, pendant le traitement, qui ne doit se faire que par un temps sec et chaud, le brouillard du matin n'est point un obstacle s'il est exempt de pluie.

Le malade devra changer de chemise, qui est presque toujours mouillée ou humide, et quand il sera habillé, bien couvert d'un caban ou manteau, voire même un cache-nez, il se mettra en marche. Il peut prendre, en se levant, du lait de vache ou de chèvre sortant du pis de l'animal. Si le temps se met au froid ou à la pluie, on interrompt le traitement, et il arrive que la guérison n'est pas retardée.

L'an passé, dans une circonstance semblable, une fille de trente ans ayant un poumon de moins fut guérie au bout de six jours, car, après avoir fait 2 kilomètres, sa chemise était mouillée comme si elle fût tombée dans l'eau. Trois jours après, elle fit à pied près de 5 kilomètres sans sueurs ni fatigues.

Le phthisique est impatient, colère, a la peau sèche comme un vieux parchemin. Avec les prescriptions que je vous indique, avec une maison de santé, on ferait une fortune rapide. Néanmoins, il y aurait plus d'honneur à en donner avis dans des livres de médecine : que de familles vous béniraient! Car, vous le voyez, chaque mère peut traiter son enfant dans sa maison, et se procurer le bonheur de le rendre à la vie.

En 1849, j'envoyai à M. Jobert de Lamballe la recette d'un onguent pour la gangrène: même dans les mois les plus chauds de l'année, mon oncle faisait faire peu d'amputations, tant il était certain de son remède.

J'espérais qu'avec l'autorité de son talent, M. Jobert aurait indiqué ce remède pour les hôpitaux et les armées, car, en me répondant par le rétour du courrier, il s'exprime ainsi : « Au » nom de l'humanité, monsieur, je vous remercie, avant d'a-

» voir employé votre remède. Je sais qu'il est bon. » Hélas! la médecine n'est plus qu'un métier.

Recevez, monsieur, etc. F. Fromy.

LETTRE XVIII.

M....., 7 décembre 1857.

Madame,

Depuis que vous avez abandonné la scène du Théâtre-Français, les journaux nous ont donné quelques rares bulletins de votre santé, et, dernièrement, je lisais que, par ordre des médecins, vous aviez dû aller résider à Cannes où le climat pourrait avoir une salutaire influence sur l'affreuse maladie qui vous affecte.

Veuillez me permettre, madame, de vous adresser quelques lignes, et croyez bien d'avance, je vous prie, qu'il n'y a de ma part aucune pensée de lucre dans mon offre.

J'ai habité Paris pendant quinze ans, et j'ai eu l'avantage de vous voir chez M. Véron. L'année dernière, je souffrais de la poitrine au point d'inquiéter vivement ma famille, et principalement mon beau-père, ancien professeur à la Faculté de Montpellier, lequel m'a fait venir habiter notre chère contrée des Aygalades.

Une vacherie a été construite avec un logement au-dessus, et c'est là que j'ai résidé pendant tout une saison rigoureuse, jouissant d'un air pur et tempéré par les montagnes qui nous abritent du mistral.

En second lieu, mon beau-père, le docteur Poujol, m'a ordonné des pilules qui avaient déjà produit les plus heureux résultats contre cette affreuse maladie, et, vous le dirai-je? madame, sans provoquer chez vous un sourire d'incrédulité, je suis parfaitement guéri, ainsi que bien d'autres personnes condamnées par la Faculté, et à présent ma santé est plus robuste que jamais.

Il est vrai qu'une habitation au-dessus d'une vacherie n'a rien du confortable auquel vous êtes habituée ; mais lorsqu'il s'agit de recouvrer la santé, avouez, madame, que l'on peut bien s'imposer pendant quelque temps une vie tant soit peu rustique.

D'ailleurs cette existence n'avait rien de répugnant pour moi ; les remèdes du docteur Poujol étaient bons à prendre, j'avais une vie calme et *muette* dans ce vallon si ravissant des Aygalades ; et quoique très simplement logé dans notre petite maison de campagne, nous trouverions bien encore quelque place pour votre entourage.

S'il vous convient, madame, de voir mon beau-père pour causer avec lui, veuillez me le faire savoir, et soyez assurée que le docteur Poujol s'empressera de venir à Cannes.

J'ai l'honneur, etc.

FOULQUIER DE LA MARNIÈRE.

Voici une lettre de l'Italien Lorenzo Giordano. Elle a été adressée à Rachel en langue italienne, mais avec une orthographe et un style tels que nous avons eu beaucoup de peine à la déchiffrer. Nous la traduirons, à très peu de chose près, mot à mot. Il y est joint un imprimé que nous renonçons à publier à cause de son étendue, et à analyser, parce que nous empiéterions par trop sur le domaine du docteur Griffus. Nous n'osons pas affirmer que M. Giordano soit médecin, quoique cependant il semble se donner ce titre dans la piquante lettre qu'on va lire :

LETTRE XIX.

Paris, le 8 novembre 1857.

Mademoiselle,

Par le présent petit imprimé, si vouliez en quelles mains vous êtes, si vous avez une personne ici, qu'elle s'en informe à la marchande de bouteilles, E. Bascio, rue Saint-Honoré, nº 141 ; la même lui expliquera ce que l'homme ne pourrait comprendre.

Ennuyée par tant de médecins et de médecines, pendant cinq années, elle était résolue à ne plus rien faire, si ce n'est que penser à mourir. Une de ses amies l'a sauvée ; après avoir vu son mari sauvé d'une mort certaine et abandonné des médecins eux-mêmes, lui assure que ce médecin vous guérira vous-même.

A ce discours, la malheureuse, tourmentée, lui répondit : « Faisons encore cette dernière tentative ; *amenez-le-moi.* »

En quinze jours, elle guérit radicalement comme si elle n'avait jamais eu ces cinq maladies, toutes incurables. La même dira tout :

Et, de plus, l'abbé Chiavelli, saint prêtre de l'église Saint-Roch, à Saint-Honoré, connaît jusqu'à vingt poitrinaires.

Lorsque cette personne sera assurée, si vous voulez vous guérir d'une mort certaine, venez à Paris, et Lorenzo Giordano vous assure qu'en vingt-quatre heures cesseront sur vous les tourments, et, après quinze jours, vous rentrerez entièrement libre à votre poste, comme si vous n'aviez jamais eu telle maladie. De même que j'ai sauvé plus de cinquante personnes de la même maladie *petrinera,* leçon donnée à l'Académie de Paris et à l'Europe, et ces mêmes canailles me persécutent à mort. Je les appelle ainsi et je les soutiens devant tel tribunal que ce soit, s'ils en ont le courage.

Je vous salue, LORENZO GIORDANO.

P. S. Comme les sbires retiennent mes lettres, si vous voulez, adressez-la-moi par l'abbé Chiavelli, à l'église Saint-Roch.

LETTRE XX.

N....., 20 décembre 1857.

Mademoiselle,

En parcourant les diverses stations hivernales, j'ai fréquemment entendu parler de l'affection longue et cruelle qui vous retient au Cannet.

La connaissance de votre tempérament éminemment nerveux, et qui a été si souvent excité par de vives émotions, l'observation de plusieurs maladies de la même nature, me portent à penser que le sang brûle les poumons, si je puis m'exprimer ainsi.

Permettez-moi, mademoiselle, de vous signaler un traitement facile, qui, je l'espère, obtiendra quelques bons résultats.

Il consiste : 1° A prendre, avec toutes les précautions nécessaires, le matin, à neuf heures, et le soir à cinq heures, un bain gélatineux de cinq minutes et à 32°, composé avec 500 grammes de gélatine peu dissoute dans 50 litres d'eau bouillante, que l'on ajoute à l'eau du bain ;

2° A entourer et recouvrir toute la poitrine d'un cataplasme large de 40 centimètres, fait avec de la farine de riz détrempée dans une décoction de racine de guimauve. Ce cataplasme devra être arrosé avec 30 grammes de sous-acétate de plomb liquide ; il devra être supporté un peu chaud et renouvelé toutes les trois heures.

3° A prendre chaque matin à jeun, avant le bain, un verre

à bordeaux d'une décoction de lichen d'Islande, dans laquelle on ajoutera cinq gouttes de teinture éthérée et de teinture de digitale, et qu'on édulcorera avec une cuillerée à bouche de sirop de coquelicots;

4° A boire dans le courant de la journée tantôt de la tisane d'orge coupée par moitié avec du lait d'une jeune vache nourrie en plein air et à laquelle on donnera pour nourriture, pendant la nuit, un kilogramme de chlorure de sodium mélangé avec des carottes hachées; tantôt mademoiselle pourra boire le suc exprimé de raves cuites édulcoré avec du miel pur.

Tel est le traitement que je recommande dans certains cas, et à mademoiselle Rachel surtout : heureux s'il contribue à conserver à sa famille et à la France une célébrité aussi remarquable!

Permettez-moi d'ajouter qu'il est de la plus haute importance qu'un médecin qui jouisse de toute votre confiance et vous assure son dévouement le plus complet, suive les phases de votre maladie, modifie selon les circonstances le traitement, et ordonne et règle un régime convenable, qui doit dépendre de l'état des organes et varier presque quotidiennement.

J'ai l'honneur d'être, etc.

R. Affre, Dr-M.,
Lauréat de l'Académie impériale
de médecine de Paris.

Nous terminons ici la lecture des lettres adressées à Rachel. Celles que nous venons de livrer à la publicité sont au reste les plus remarquables que cette artiste ait reçues pendant le cours de sa maladie. Un certain nombre, assez curieuses, ont été malheureusement égarées; beaucoup d'autres, fort peu intéressantes, ont été laissées de côté.

Il y aurait beaucoup à dire sur chacun des traitements préconisés dans ces divers écrits, notamment ceux conseillés par de véritables confrères, sans parler du confrère italien : mais nous avons promis de ne faire aucun commentaire, nous tiendrons parole.

CHAPITRE III.

EXAMEN DES DIVERS TRAITEMENTS EMPLOYÉS CONTRE LA PHTHISIE PULMONAIRE.

Les ouvrages traitant de la phthisie pulmonaire sont nombreux ; les remèdes essayés contre cette redoutable affection sont innombrables. Nous croyons faire une chose utile aux praticiens et aux malades en examinant, en quelques pages, ce qui a été dit et écrit de plus intéressant sur cette matière, objet de nos études et de nos observations de chaque jour.

Le rapprochement des idées facilite les comparaisons, en même temps que les recherches. Il met en évidence les points de contact et de divergence ; il indique aux expérimentateurs les voies dans lesquelles ils doivent s'engager. En donnant la mesure des connaissances acquises, il aide à la conquête des connaissances nouvelles. Nous n'entendons pas nous constituer juges de toutes les médications proposées. Un examen n'est pas une sentence, mais un exposé qui laisse à chacun sa liberté d'opinion. Si nous exprimons des préférences, si nous donnons sur des points graves des conseils différents de ceux de quelques auteurs, nous motiverons nos conseils et nos préférences; le lecteur appréciera. Nous procéderons avec ordre; nous emprunterons aux auteurs leurs diverses médications; nous les verrons approuvées, vantées outre mesure par les uns, dénigrées par les autres, produisant alternativement de fâcheux résultats et des succès inespérés. Nous tâcherons d'expliquer cette apparente contradiction; enfin, nous terminerons en décrivant le mode de traitement qui nous a le mieux réussi dans notre propre pratique.

Afin que le lecteur puisse démêler ce qu'il y a de bon au milieu de tous ces essais de guérison, nous adopterons la division suivie par les auteurs du Compendium de médecine, en nous occupant successivement des diverses espèces de traitements *préservatif*, *palliatif* et *curatif*. Nous étudierons ensuite la médication des symptômes, enfin celle qui est particulière à chaque auteur.

TRAITEMENT PRÉSERVATIF. — Le médecin qui trouverait un moyen infaillible de mettre l'espèce humaine à l'abri de la phthisie pulmonaire, verrait son nom écrit dans l'histoire à côté de celui de Jenner, l'inventeur de la vaccine. Peu d'affections font autant de victimes. Le traitement préservatif doit donc prendre le premier rang dans les soins du praticien. Nous sommes loin de partager l'opinion des pessimistes, qui veulent que cette maladie, lorsqu'elle a atteint un certain développement, soit absolument incurable. La nature, aidée par une médication habile, a des ressources infinies. Nous croyons fermement qu'il ne faut jamais désespérer; mais plus un mal est dangereux, plus il importe de l'arrêter à son début : de là la préférence que nous donnons aux moyens préservatifs. Aussi insisterons-nous sur le mode de médication préventive et sur les questions diverses qui s'y rattachent.

1° *Le mariage.* — Institution sainte, objet de tous nos respects, base des sociétés civilisées. Mais il ne s'agit pas ici de son côté moral. Au point de vue purement physique, on ne peut s'empêcher de faire de singuliers rapprochements.

Des sociétés se forment pour l'amélioration des diverses races d'animaux utiles à l'homme, au moyen de croisements intelligents ; le cheval a de hauts et puissants protecteurs, le bœuf a les siens, l'espèce porcine a les siens. Les communes, les départements, l'État s'empressent de venir en aide à ces protecteurs officieux. Rien de mieux, assurément ; mais, au milieu de cette sollicitude générale, n'est-il pas permis de trouver étrange que l'homme, pour qui se font toutes ces choses, soit lui-même oublié? Qui s'occupe de l'amélioration de notre propre espèce, dans le sens de la convenance physique des unions? Nous savons que la puissance civile, même la plus étendue, a ses limites, et nous nous garderions de nous en plaindre. Il nous paraîtrait difficile de donner satisfaction, de par la loi, aux vœux de MM. Monneret et Fleury, qui voudraient que l'on défendît le mariage : « 1° à tout individu porteur de tubercules crus ; 2° à tout individu trop jeune ou trop âgé ; 3° entre deux individus séparés par une trop grande disproportion d'âge, de force, etc. ; 4° entre deux individus lympathiques, surtout s'ils appartiennent à la même souche ; 5° entre deux individus ayant chacun des phthisiques dans la famille. »

Mais ce que ne peut la loi, c'est aux parents de le prévoir, c'est à la sagesse des médecins de le conseiller. Malheur à la nation chez qui le mariage ne serait plus qu'une affaire d'argent ! elle marcherait à grands pas vers sa dégénération. Qui ne comprend que des unions mal assorties, indéfiniment répétées, finiraient par détruire dans les populations tout principe de santé et de vie ?

2° *La gestation.* — Nous plaignons la femme phthisique qui devient enceinte ; nous plaignons plus encore le pauvre petit être qu'elle va mettre au monde, et qui aura toute sa vie, suspendue au-dessus de sa tête, une épée plus terrible que celle de Damoclès, car celle-là ne le frappera qu'après une longue agonie. Il est du devoir de cette malheureuse femme d'écarter tout ce qui peut augmenter la maladie chez elle, et en développer le germe chez son enfant. Qu'elle fuie la ville. qu'elle aille respirer l'air pur de la campagne, qu'elle évite les vives émotions, les soirées fatigantes, les bals, les théâtres, et renonce aux exigences de la toilette habillée, ou plutôt déshabillée, qui expose à de dangereuses transitions de température la partie du corps qui a le plus besoin d'être protégée. Qu'elle renonce au corset, étau meurtrier pour la plupart des femmes, mais surtout pour elle phthisique et enceinte,

A la campagne, elle prendra de l'exercice, sans fatigue, en même temps qu'une nourriture riche en principes assimilables. Clark défend la nourriture stimulante, épicée. Quant à nous, nous sommes de l'avis de la plupart des médecins français, et nous ordonnons les viandes rôties, les légumes frais ; un peu d'épices, et si la personne n'en fait point usage habituellement, nous l'y accoutumons peu à peu. Pour boissons, le vin de Bordeaux uni au goudron ou à l'eau de Condillac. Les mets épicés n'ont aucun inconvénient ; ils stimulent l'estomac et favorisent ainsi la digestion ; seulement il est nécessaire de se tenir les voies digestives parfaitement libres et de prendre de temps en temps de légers purgatifs.

3° *Combattre le tempérament lymphatique*, au début, tout est là, car ce tempérament est celui qui prédispose au plus haut degré à la phthisie pulmonaire. Malheureusement les parents sont inhabiles à le reconnaître dès le jeune âge ; ils sont fiers de la belle apparence de santé de leur enfant ; ils ne soupçonnent pas que sous cette peau fine, rosée, transparente, délicate, se cache un vice, terrible comme le poison dans certaines fleurs qui font l'ornement de nos parterres.

Si la mère est elle-même lymphatique, elle doit sacrifier son doux rôle de nourrice, et confier son trésor à une jeune femme forte, à tempérament sanguin, exempte de tout vice organique, et dont la famille soit parfaitement saine de corps et d'esprit. Cette seconde mère doit être bien nourrie et habiter la campagne. Elle n'emmaillottera pas l'enfant, et surtout ne lui serrera point la poitrine, qui doit respirer largement. Elle le sortira tous les jours, et l'habituera à ne craindre aucune variation atmosphérique. Elle lui fera prendre de temps à autre de petits bains légèrement tièdes et suivis de frictions sur tout le corps. Elle l'alimentera de bonne heure, lui fera boire tous les huit ou dix jours un peu de vin sucré. A un an, le sevrage; la nourriture tonique est alors de rigueur. Aussitôt que l'enfant peut marcher, l'exercice journalier lui convient essentiellement

Jusqu'à l'âge de quinze ans, on devra s'occuper principalement de développer les forces physiques et d'enrichir le sang. Le proto-iodure de fer donné par intervalles et uni aux amers doit marcher de front avec la bonne nourriture et la gymnastique. Que ferons-nous de l'intelligence? Nous la laisserons chômer, quitte à lui faire prendre un plus vigoureux essor quand nous aurons construit solidement notre édifice.

L'inhalation et les exhalations forcées ont été préconisées par Steinbumer (nous verrons tout à l'heure pourquoi).

Les lotions froides et suivies de frictions, les bains de mer sont de puissants auxiliaires de ce traitement. Comme adjuvants on a conseillé les substances suivantes : la petite centaurée, la gelée de lichen, la bardane, la fumeterre, le quinquina, la pensée sauvage, le houblon, les eaux minérales naturelles ferrugineuses, et le fer sous toutes les formes.

A propos de vêtements, les auteurs sont unanimes pour conseiller le port continuel de la flanelle. Quant à nous, nous jugeons préférable, ainsi que nous l'avons déjà dit, d'habituer, dès le plus jeune âge, l'enfant à ne craindre aucune variation de température. Nous n'ordonnons la flanelle que dans le cas où la nécessité immédiate en est démontrée par l'expérience. La vie de serre chaude étiole plus d'enfants maladifs qu'elle n'en guérit. Trop de soins font quelquefois autant de mal que trop d'abandon.

En fait de profession, disent MM. Monneret et Fleury, il faut éviter celles qui sont sédentaires, celles qui exposent à de grandes fatigues, aux vicissitudes atmosphériques, à un air vicié, etc. Il importe de s'abstenir d'excès quelconque et de ne négliger aucun rhume.

Si on le peut, on doit habiter le Midi dès l'enfance. Le climat est un grand médecin, et les rayons bienfaisants du soleil valent mieux que bon nombre de préparations pharmaceutiques. Les personnes prédisposées à la phthisie, qui ne peuvent aller passer l'hiver dans des régions privilégiées, et le nombre en est malheureusement grand, peuvent, tout au moins, choisir une bonne exposition pour leur demeure. Une habitation malsaine ferait promptement éclater la maladie dont ils ont reçu le germe avec la vie. L'humidité favorisant l'engorgement des vaisseaux lymphatiques, ils devront habiter un endroit élevé, battu par les vents et loin d'une végétation trop riche.

4° *Hydrologie.* — Ce sujet a été trop négligé par un grand nombre d'auteurs; raison de plus pour que nous le traitions avec quelque développement. Les contrées bien abreuvées ont des habitants robustes; les bonnes eaux, jointes à la salubrité du climat, font les belles populations. C'était l'avis des anciens, c'est le nôtre; il y avait plus de sagesse qu'on ne croit chez nos aînés; s'ils savaient moins que nous, peut-être observaient-ils mieux. Si nous devons en croire Voltaire, Tronchin aurait dit en mourant qu'il laissait après lui deux grands médecins, l'eau et la diète. En effet, ces deux médecins en valent bien d'autres, particulièrement le premier.

Qu'est-ce qui constitue une bonne eau? En quoi une eau salubre diffère-t-elle d'une eau malsaine? Plus de doute sur cette question. Si la science hydrologique n'est pas encore complète, elle est du moins bien avancée. Les remarquables expériences de M. Boussingault, de l'Académie des sciences, ont démontré que les eaux calcaires rendaient les plus grands services dans la formation des tissus osseux; qu'elles prévenaient ainsi le rachitisme, point de départ de beaucoup de maladies scrofuleuses, dont la phthisie pulmonaire n'est qu'une variété, la plus grave de toutes. Déjà MM. Dupuytren et Jeannel avaient mis en évidence l'utilité des sels calcaires, unis au chlorure de sodium, dans l'acte de la digestion. On doit donc réputer insalubre, et repousser comme telle, toute eau qui ne contient pas une certaine quantité de bicarbonate de chaux et quelque peu de sel marin. Les eaux privées de ces deux principes sont essentiellement funestes aux lymphatiques.

Ce n'est pas tout : depuis que les recherches de M. Chatin ont révélé la présence de l'iode dans un grand nombre de sources, bien des points obscurs jusque-là ont été éclaircis, bien des phénomènes incompris ont été expliqués. Pourquoi les maladies scrofuleuses (le goître notamment) sont-elles si communes dans certaines parties de la Savoie, de la Suisse, des Alpes françaises? Parce que les habitants de ces pays s'abreuvent à des sources qui ne présentent pas de traces d'iode : l'analyse l'a prouvé.

D'un autre côté, on s'était encore demandé pourquoi les populations de certaines régions du nord, notoirement malsaines, n'offraient, pour ainsi dire, aucun exemple de phthisie pulmonaire. La chimie a encore répondu : Ces populations font une consommation journalière d'huiles de poisson, dans lesquelles se trouve de l'iode.

Il est donc doublement prouvé que, chez une nation riche en bonnes eaux, toutes celles qui ne renferment pas quelques parcelles d'iode, indépendamment du bicarbonate de chaux et du chlorure de sodium, doivent être repoussées de la table et même de la cuisine.

Mais qui connaît la composition des eaux servant à ses besoins? Qui songe à s'en rendre compte? Un usage tant soit peu prolongé d'aliments malsains peut porter les plus graves désordres dans notre économie; qu'on juge de ceux que doit produire une eau malsaine, dont la consommation journalière, sous des formes diverses, s'élève, par individu, d'un à deux kil., poids égal, sinon supérieur, à celui de nos aliments solides!

C'est ici que l'Etat, par une prévoyante intervention, pourrait rendre au pays un immense service. L'autorité fait vérifier, avec une sévérité louable, les substances alimentaires qui servent à l'approvisionnement de nos marchés; pourquoi ne ferait-elle pas procéder à une *analyse générale des eaux de France?* Cette partie importante de la richesse publique ne vaudrait-elle pas la peine d'être inventoriée? Quel bienfait pour le pays! chaque famille connaîtrait la source qu'elle doit adopter et celle qu'elle doit répudier. Les industries qui se livrent à la fabrication de certaines boissons, telles que la bière, seraient également fixées sur le choix des eaux dont elles auraient à faire usage. Ce que la santé publique gagnerait à cette mesure, nul ne pourrait le dire.

Objecterait-on la dépense qu'entraînerait un semblable travail? Que serait cette dépense à côté de celles qui se font, sous nos yeux, pour l'assainissement de quelques grands centres de population? Nous vivons à une époque où les idées vraies mûrissent vite et se traduisent rapidement en faits. Nous espérons que celle que nous émettons ne tombera pas dans l'oubli.

En l'état, nous ne saurions trop engager les familles aisées, qui habitent la campagne ou y passent une partie de l'année, à soumettre elles-mêmes les eaux qu'elles consomment à l'examen des hommes de l'art, Elles préviendront bien de déplorables accidents, bien des maladies trop souvent mortelles.

Depuis quelques années, il se fait, en été particulièrement, une consommation prodigieuse d'eaux gazeuses, connues sous le nom d'eaux de Seltz. Rien de plus propre à favoriser la digestion que le gaz acide carbonique, dont l'action stimulante sur les parois de l'estomac n'a pas besoin d'être démontrée. Mais nous établissons une distinction profonde entre les eaux gazeuses fabriquées par l'industrie ou préparées dans les ménages, et les eaux qui sont naturellement gazeuses, sources de Seltz du duché de Nassau, sources de Condillac (Drôme), sources de Saint-Galmier, de Saint-Alban, Chateldon, etc. L'eau de Seltz fabriquée ne ressemble pas plus à une eau gazeuse naturelle qu'un vin de Chambertin fait sans raisin ne peut ressembler à celui des riches vignobles de la Côte-d'Or. Nous constatons avec bonheur que l'ancien engouement de quelques praticiens et du public, pour toutes ces préparations aqueuses dont on nous inonde, commence à tomber.

Dans les eaux de Seltz *artificielles*, le gaz n'existe qu'à l'état d'interposition ou plutôt de séquestration forcée. C'est un prisonnier qui quelquefois brise ses verroux. Au contraire, dans les eaux naturelles, le gaz est combiné; il y a union, et non répulsion. Les chimistes amalgament, la nature associe. Aussi, dès qu'on débouche une bouteille des premières, le gaz s'envole-t-il, saluant sa mise en liberté par une détonation très propre, nous l'avouons, à charmer l'oreille du vulgaire, sinon à satisfaire son estomac. Pour obvier à cet inconvénient, on a imaginé les bouteilles dites *à siphon*. Cette innovation est une preuve du danger que cette boisson porte avec elle. A l'explosion en plein air, on substitue, autant qu'on le peut, l'explosion en plein estomac. Pense-t-on que cet organe ne soit pas fatigué, irrité, épuisé à la longue par une boisson qui se distend tout à coup au point de prendre trois ou quatre fois son volume ? Il faut des membranes solides pour résister à ces chocs répétés. L'agrément immédiat que procure cette boisson n'est qu'un prêt usuraire fait à l'estomac.

Une bouteille d'eau de Seltz artificielle débouchée, perd tout son gaz en trois minutes environ, à une température de ving-cinq degrés centigrades, tandis qu'une bouteille d'eau de Condillac ou de Saint-Galmier, à la même température, dégage des bulles de gaz pendant douze heures consécutives. Dans la première, le dégagement de l'acide carbonique précède la digestion, tandis que dans l'autre, ce dégagement l'accompagne et l'aide jusqu'à ce qu'elle soit achevée. La première est une machine à vapeur qui saute ; la seconde est une machine à vapeur qui marche. Il n'y a pas à hésiter sur le choix.

Mais parmi les eaux gazeuses naturelles, quelles sont celles qui conviennent le mieux aux tempéraments lymphatiques ? Toutes contiennent, entre autres sels, du bicarbonate de chaux et du chlorure de sodium, mais toutes, malheureusement, ne contiennent pas de l'iode. Les sources de Saint-Galmier, de Saint-Alban, de Chateldon en sont absolument dépourvues. Aussi, M. de Ladevise, médecin inspecteur des eaux de Saint-Galmier, qui lui doivent en grande partie leur renommée, a-t-il constaté qu'elles étaient funestes aux poitrinaires ; donc, elles doivent être repoussées par tous les lymphatiques, et le nombre en est grand. La même observation s applique aux eaux de Chateldon et de Saint-Alban, qui se trouvent dans le même cas.

L'eau de la commune de Condillac (Drôme), appelée par les Romains *condita aqua*, eau assaisonnée, savoureuse, d'où est venu le nom de *conditac*, puis *Condillac;* cette eau, dis-je, a été retrouvée depuis quelques années seulement. Elle est extrêmement gazeuse. Unie au vin ou à un sirop acidulé, elle est délicieuse à boire (nous parlons de la source Anastasie); elle contient par litre au delà de deux grammes de bicarbonates de chaux, de soude, de magnésie ou de chlorure de sodium, manganèse, etc. Le fer et l'iode y sont sensibles, ainsi que le constate le rapport de M. O. Henry à l'Académie de médecine.

Les propriétés bienfaisantes et vraiment exceptionnelles de cette eau, dans laquelle la nature n'a rien oublié, ont été décrites par notre savant ami, M. Vincent Duval voir son Traité de la maladie scrofuleuse); par Rognetta, auteur des Annales de thérapeutique et des eaux minérales; par M. Soquet, de Lyon, dont les travaux sur les sources alcalines de France, en collaboration avec M. Pétrequin, ont été couronnés par l'Académie de médecine au concours de 1855. Tous ces éminents hydrologues assignent, à juste titre, le premier rang à l'eau de la source *Anastasie*, de Condillac. Tous pensent qu'elle doit devenir la tisane habituelle des gens maladifs et des convalescents. Nous n'hésiterons pas à dire que du jour où elle deviendra la boisson ordinaire des lympathiques, la plupart des phthisies et des maladies scrofuleuses en général seront conjurées.

Il en est de l'enfant comme de la plante que l'on met en terre. Celle-ci croît, se développe, prospère en raison des soins qu'on lui donne. Ce qui est vrai du règne végétal est vrai du règne animal; la nature est une.

Dans de bonnes conditions de climats, avec l'exercice, un régime tonique, une nourriture substantielle, des eaux salubres, on peut d'un enfant débile faire un homme ayant à peu près le degré de santé et de force du commun des hommes.

S'il est impossible de changer tout à fait un tempérament, on peut du moins l'amender, l'améliorer, comprimer dans leur germe de fâcheuses prédispositions et conjurer ainsi les maladies.

L'hygiène, pas plus que la thérapeutique, n'opère des métamorphoses; mais, comme la thérapeutique, elle opère des cures, et des meilleures, car elle attaque le mal à sa racine.

Nous bornerons là nos observations sur le traitement *préservatif*. Nous passons maintenant aux traitements *palliatif* et *curatif*, c'est-à-dire à l'examen des divers moyens qui sont employés lorsque les tubercules existent dans les poumons.

TRAITEMENT PALLIATIF. — *Alimentation.* — C'est ici que les dissensions commencent entre les auteurs. Les uns ordonnent le régime lacté et végétal, et proscrivent souverainement le régime animal et tonique, conseillé par d'autres. Nous croyons, nous, que l'alimentation doit varier suivant l'état de la constitution et de la maladie. On sait déjà que nous prescrivons le plus souvent le régime tonique avec mets épicés, sauf à combattre la constipation par des moyens appropriés. L'opinion de M. Andral est que les viandes rôties, le bon vin, l'exercice, l'habitation à la campagne, ne sont nécessaires que dans le cas où les tubercules ne sont pas encore développés. Si on a découvert leur présence, il faut prescrire un régime doux mais non débilitant; en un mot, la diète lactée, le lait d'ânesse, ou, à son défaut, celui de vache coupé. On a beaucoup vanté le lait de chèvre nourrie surtout avec le serpolet et des bourgeons de sapin. La diète lactée comprendra en outre beaucoup de légumes frais, tels qu'épinards et chicorée, ainsi que le riz, le tapioka, les pommes de terre, les fruits de la saison, et principalement les fraises et les concombres; les viandes blanches, les gelées animales et végétales; un peu de vin de Bordeaux coupé avec de l'eau pure ou sucrée, ou avec de l'eau d'orge. M. Andral proscrit l'eau de gomme en tant que boisson exclusive, et ordonne la bière légère au début de la maladie.

Quant à l'habitation, elle doit se trouver dans les meilleures conditions possibles; l'exposition au midi, les pièces larges et bien aérées. Les voyages, le séjour dans les pays chauds ne sont utiles que dans les deux premières périodes de la maladie. La navigation est plutôt un moyen prophylactique, comme le disent certains auteurs, car elle accélère rapidement la marche de l'affection.

Enfin, les partisans de la loi d'antagonisme soutiennent que le séjour des pays marécageux, loin de favoriser le développement de la phthisie pulmonaire, en arrête au contraire les progrès.

L'existence de cette loi d'antagonisme n'est pas, selon nous, suffisamment prouvée. Quand nous étudierons les fièvres intermittentes paludéennes, nous démontrerons que ce n'est point en raison de l'état endémique de ces affections dans certains pays que la phthisie y est excessivement rare. Il n'est pas étonnant que les fièvres paludéennes soient plus graves, plus tenaces dans des localités où la chaleur excessive fait évaporer une quantité considérable de miasmes marécageux. D'un autre côté, la phthisie pulmonaire est presque inconnue dans les pays chauds, à cause de 'influence des rayons solaires sur les vaisseaux lymphatiques. Le passage d'un pays très chaud (et que l'on n'a point quitté depuis son enfance) dans un lieu à température moins élevée, amène rapidement la phthisie pulmonaire. Aussi les nègres qui viennent habiter le nord de l'Afrique périssent-ils en grande partie de cette maladie. Toutefois, ils sont aussi sujets que les autres habitants aux affections paludéennes. Au contraire, les indigènes, et, à plus forte raison, les Européens, sont presque sûrement à l'abri la phthisie pulmonaire.

Les Arabes qui viendraient habiter le nord de l'Europe se trouveraient dans le même cas que les nègres dans nos contrées africaines. Tout cela dépend, nous le répétons, de l'influence de la chaleur solaire et non de la loi d'antagonisme qui existerait, dit-on, entre la phthisie pulmonaire et les fièvres intermittentes paludéennes.

L'action des rayons solaires sur le système lymphathique fournirait matière à un volume. Les bornes de cet opuscule ne nous permettent pas de traiter ce sujet. Espérons que d'autres feront fructifier cette idée qui, nous en sommes certains, jetterait un grand jour sur la thérapeutique des maladies scrofuleuses et de la phthisie pulmonaire en particulier.

Contentons-nous de conseiller fortement, avec MM. les docteurs Mitchell et Bertherand, le séjour du nord de l'Afrique à tous les phthisiques du premier et du second degré. De nombreux exemples de guérison attestent que ce pays leur est éminemment favorable. De tout temps, du reste, le nord de l'Afrique a été l'asile de ces malheureux malades. Nous savons que les Romains y envoyaient tous ceux qui étaient atteints du mal de poitrine.

Pendant l'hiver seulement, on habitera le midi, car l'été y est mortel aux phthisiques du troisième degré ; l'île d'Hyères, celle de Madère sont très favorables aux tuberculeux, parce que les variations atmosphériques y sont presque nulles, et que la température y est à peu près toujours la même. Pour donner une idée du climat de Madère et de son influence sur la phthisie pulmonaire, nous ne pouvons mieux faire que de résumer en quelques lignes le travail tout récent que M. le docteur A. Barral vient de publier.

Suivant les observations de ce praticien, la pression atmosphérique y est de 0,m 760 en moyenne et sans variation notable. La température y diffère selon les lieux; mais dans un même lieu la variation est très peu sensible. La moyenne annuelle à Funchal est de 67° à l'ombre; celle de l'hiver est de 62° 88; celle du printemps 64° 45; celles de l'été 70° 89 et de l'automne 70° 19 (degrés Farenheit).

D'un mois à l'autre la différence moyenne est de 2° 09; Dans les vingt-quatre heures elle est de 3°.

Malgré cela, d'après les conclusions cliniques de M. Barral, ce climat ne paraît favorable qu'aux tuberculeux du premier degré. Dès le second degré, le voyage est généralement inutile et peut même devenir fatal.

Rome convient dès le début de l'affection; Nice, Gênes, Naples, Florence sont funestes, car les variations de température y sont très fréquentes. La moyenne annuelle des saisons varie de 25 à 28°. On doit éviter la plus grande partie du littoral de la Méditerranée.

Sur les hautes montagnes au-dessus de 2,000 mètres, la phthisie pulmonaire est à peu près inconnue; dans la zône montueuse moyenne, elle est très fréquente. En Angleterre, les phthisiques sont d'autant plus nombreux que leur habitation est sur un sol plus élevé au-dessus du niveau de la mer. Dans les montagnes de la Suisse, sur les Alpes, sur la chaîne du Jura. « La zône phthisique pourrait être fixée approximativement entre quatre et cinq cents mètres et mille ou douze cents mètres. » (*M. Lombard de Genève, Climat des montagnes*). A quinze cents mètres, elle disparaît complétement.

Enfin, pour ne rien omettre, nous dirons que le séjour aux eaux minérales naturelles sulfureuses ne convient que lorsqu'il y a menace de tubercules, et qu'il devient nuisible dans le cours de la maladie.

Les conseils que nous avons donnés à propos du traitement *préservatif*, conviennent dans le traitement *palliatif*. Nous n'y reviendrons pas.

TRAITEMENT CURATIF, dit *rationnel*. — Sous ce nom sont comprises toutes les médications qui se fondent, soit sur la cause présumée de la phthisie pulmonaire, soit sur l'action censée connue des substances administrées. Nous allons en faire le résumé en empruntant à chaque auteur ce qui lui est particulier.

Émissions sanguines.— Elles ont été conseillées surtout par les partisans de l'école de Broussais. On fait des saignées répétées à distances convenables, dans le cas où une personne est atteinte d'une toux sèche, sonore, opiniâtre, avec douleur dans la poitrine, entre les épaules, c'est-à-dire dans la phthisie commençante. Les émissions sanguines sont proscrites quand il y a des tubercules et surtout des cavernes. On les pratique encore dans le courant de la maladie, lorsque des symptômes évidents de phlegmasie se déclarent soit vers l'appareil respiratoire, soit vers les voies digestives. Elles trouvent aussi leur application dans le cas de disparition d'une hémorrhagie habituelle.

Concurremment avec les saignées, on administre les boissons émollientes et tout l'arsenal des adoucissants et des tempérants. Il nous est impossible de donner une formule quelconque, attendu qu'il faudrait en citer pour chaque cas particulier.

Iode. — C'est sans contredit le médicament le plus employé dans la phthisie pulmonaire. Nous le verrons administré sous toutes les formes, intérieurement et extérieurement, à l'état de sel et uni soit au fer, soit à la potasse. Morton le donnait sous la forme d'hydriodate de potasse iodé dans la première et la seconde période de la maladie. Voici sa formule :

Hydriodate de potasse. . .	0,3 décigrammes.
Iode.	0,15 centigrammes.
Eau distillée.	30 grammes.

De 3 à 5 gouttes par jour.

Donné *en vapeur*, il a été déclaré très utile par les uns, inutile par les autres, et enfin nuisible par de nouveaux expérimentateurs. Récamier est allé jusqu'à dire que par son emploi des sujets scrofuleux sont rapidement devenus phthisiques.

A l'état de *proto-iodure de fer*, Dupasquier l'a mis au rang des substances les plus précieuses pour combattre la phthisie. Selon lui, le proto-iodure de fer a une action tonique, astringente et résolutive; il diminue et finit par supprimer la suppuration des parois ulcérées des cavernes. Quand les cavernes sont petites et peu nombreuses, la guérison peut être définitive. Sa formule est celle-ci :

Iode. . . . . 8 grammes.
Limaille de fer 16
Eau distillée. 25
Ajoutez : miel de narbonne. . . . 30
Évaporez jusqu'à consistance de sirop ;
ajoutez gomme adragante. 12

Entre les mains de Dupasquier et de quelques autres praticiens, le proto-iodure de fer eut des succès certains. Mais il éprouva des revers dans beaucoup de cas. Et la raison en vient sans nul doute, de ce que ce sel se détériore rapidement. Il était très difficile de le conserver pur, avant les travaux de M. F. Gille, pharmacien, qui est parvenu à le rendre inaltérable. On est revenu à ce médicament, qui jouit à présent d'une réputation méritée.

L'*iodure de potassium* a été préconisé surtout par M. Piorry et administré à dose croissante depuis 0,50 centigrammes jusqu'à 4 grammes pendant un mois et demi. L'habile professeur soutient qu'administré de cette manière, l'iodure de potassium lui a procuré des résultats très satisfaifants. Mais, comme toutes les autres médications, celle-ci a eu ses détracteurs.

L'*huile de foie de morue* est peut-être la substance la plus connue et la plus généralement employée. On s'est fondé pour l'administrer, sur l'analogie qui existe entre les tubercules et les scrofules, et sur l'efficacité de l'iode dans celles-ci. Comme son goût répugne à beaucoup de malades, on lui a fait subir toutes sortes de préparations. L'*huile iodée*, l'*iodoforme* la rempla-

6.

cent avec avantage. Ces deux dernières substances sont généralement admises aujourd'hui par les praticiens.

L'huile de foie de morue ne contient pas, comme on l'a pensé pendant longtemps, de l'iodure de potassium ; elle renferme seulement de l'iode qui s'y trouve associé au brôme, au chlore, au phosphore, au soufre, etc. Toutes ces substances réunies ne peuvent qu'être d'un très grand secours dans le traitement de la phthisie pulmonaire.

C'est la même analogie qui a fait employer *le fer* sous toutes les formes, entre autres celle de son union avec l'iode.

Les *exhalations forcées* forment la base du traitement de Steinbrenner et de Ramadge. Ces auteurs croient que l'habitude d'une respiration incomplète est la principale cause de la phthisie. Ils font dilater outre mesure les cellules pulmonaires qui pressent ainsi continuellement les parois des cavernes. Toutefois ils défendent ce moyen dans les cas d'emphysème pulmonaire, de pleurésie, de pneumonie, d'hémorrhagie du poumon. C'est surtout au début de l'affection qu'il faut y avoir recours.

Sous l'empire de la même idée, Dippel ordonne les frictions à l'*huile animale* dans un appartement fermé, étroit et chauffé à 18° ou 20° Réaumur. Il emploie de 4 à 6 grammes d'huile animale soir et matin. Le malade doit porter un gilet de peau de mouton ou d'agneau.

M. Piorry dit s'être parfaitement trouvé de la *compression de la poitrine* au niveau des points affectés et des cavernes pulmonaires. Cette compression n'est point employée dans le cas où les deux poumons sont largement compromis, ni dans ceux où un seul de ces organes est affecté dans une grande partie de son étendue, où la respiration est très gênée, où la constitution est détériorée; mais elle est avantageuse quand les cavernes sont circonscrites, superficielles, peu nombreuses, situées d'un seul côté, et principalement sous la clavicule.

La *thoracenthèse*, au niveau des cavernes pulmonaires, a été essayée plusieurs fois depuis **1830**; mais les exemples ne sont point encore assez nombreux pour fonder une opinion quelconque.

Voici ce que nous trouvons dans la *Pathologie interne* de M. Andral : « Les purgatifs et les émétiques ont été vantés par quelques médecins. Nous croyons qu'il faut en être excessivement avare; l'intestin, en effet, est disposé à l'inflammation, que les purgatifs *ne pourraient que hâter ou exaspérer.* » Nous sommes d'une opinion diamétralement opposée à celle du savant professeur, qui nous paraît avoir mal jugé l'action *directe* et *réelle* des purgatifs. Dans un ouvrage que nous publierons incessamment sous le titre de la *Constipation habituelle*, nous démontrerons que les purgatifs ne déterminent jamais d'inflammation *directement;* que, lorsqu'ils *semblent* augmenter l'irritation préexistante à leur emploi, c'est que leur administration a été intempestive. Nous prouverons, nous en avons la confiance, que tout purgatif a une action hyposthénisante marquée, et que ce n'est qu'à cette condition qu'il procure des selles plus ou moins nombreuses; enfin, qu'on ne purge pas avec une substance irritante.

En fait de *médication externe*, les exutoires ont été employés par un grand nombre de praticiens, qui pensent favoriser par là la cicatrisation des cavernes, surtout au début de l'affection. Les vésicatoires sur la poitrine; les frictions avec la pommade stibiée, avec l'huile de croton-tiglium, avec l'iodure de potassium; les sétons, les petits cautères multiples à l'aide de la potasse caustique ou du caustique de Vienne, des emplâtres de toute sorte, composent ce mode de traitement.

TRAITEMENT DES SYMPTOMES. — *Toux.* — Comme c'est ordinairement le symptôme le plus apparent, c'est celui qui a été le plus combattu par toute espèce de substances. Nous aurions fort à faire si nous voulions donner la liste de tous les sirops fabriqués dans l'intention de faire disparaître la toux chez les phthisiques; on les comprend généralement sous le nom de sirops calmants, adoucissants. Les juleps gommeux; les loochs contenant du musc, du castoreum, de l'assafœtida, les boissons mucilagineuses; les extraits de belladone, de jusquiame; l'acétate et l'hydrochlorate de morphine; les bouillons de poumon de veau, de tortue, de limaçon, de grenouille; l'opium, l'eau distillée de laurier-cerise, le sirop de valériane : telles sont les principales substances qui, sous des formes différentes, ont été administrées à l'intérieur pour calmer la toux des tuberculeux.

L'acide cyanhydrique, comme modérant l'activité trop grande de la circulation, a été d'un grand secours entre les mains des praticiens. Voici la formule :

Acide cyanhydrique	4	grammes.
Sucre pur	48	—
Eau distillée	500	—

A prendre par cuillerée à bouche le matin et le soir.

Une autre formule qui réussit généralement bien est celle-ci :

Teinture de musc.	15	gouttes.
Sirop de valériane.	30	grammes.
Eau distillée de laurier-cerise. .	12	—
Eau distillée de laitue.	120	—

Une cuillerée à bouche toutes les heures.

Les aspirations de vapeurs aqueuses et narcotiques; les cigarettes de belladone, de jusquiame et de stramonium; celles de camphre, d'arséniate de soude, sont encore très employées de nos jours.

Enfin, si nous en croyons le docteur Louis, l'opium en lavement agit plus rapidement et plus complétement qu'administré par la bouche. L'émétique en lavage, l'eau de goudron, l'eau de Léchelle, jouissent d'une réputation méritée.

Comme applications externes propres à calmer la toux, nous trouvons les cataplasmes émollients, les emplâtres de thériaque ou de belladone, celui de ciguë, vanté par MM. Trousseau et Pidoux.

Expectoration. — Le sirop de baume de Tolu, tous les pectoraux, l'infusion d'hyssope, l'ipécacuanha à doses fractionnées, l'émétique en lavage, les eaux minérales sulfureuses, surtout celles de Châles (Savoie), les préparations de bourgeons de sapin, les frictions sur les muscles de la poitrine avec de l'ammoniaque en lavage, ou avec le liquide généralement connu sous le nom d'eau sédative : telles sont les substances qu ont eu le plus de succès dans les cas où l'expectoration était pénible, laborieuse.

Contre les *douleurs*, outre les applications narcotiques, on préconise l'emplâtre de poix de Bourgogne, les ventouses sèches ou scarifiées, les frictions à l'eau-de-vie camphrée, aux baumes calmants.

Dans le cas de *respiration difficile*, on conseille de petites saignées, les sinapismes aux extrémités ; quelques auteurs font respirer au malade un air beaucoup plus oxigéné, ou un air chargé d'acide carbonique. Dans ce cas, la digitale a joui aussi d'une grande réputation.

S'il y a *congestion pulmonaire* avec fièvre, et si le sujet est robuste, la saignée du bras, les sangsues sur la région sous-claviculaire ou axillaire, les révulsifs internes et externes sont de rigueur, suivant la plupart des auteurs.

Les accès *intermittents* sont traités par le quinquina et le sulfate de quinine.

HÉMOPTYSIE (*crachement de sang*). — Ici les auteurs ne sont point d'accord. Les uns plaident pour les saignées plus ou moins répétées; les autres les rejettent absolument. On a de préférence recours aux sinapismes, aux vésicatoires, aux ventouses Junod sur les membres inférieurs, au ratanhia, au tannin, à l'ipéca, à l'émétique, à l'opium à haute dose, au perchlorure de fer, aux lavements purgatifs; enfin à deux puissants hémostatiques qu'on ne saurait trop conseiller, l'ergotine Bonyean et l'eau de Léchelle.

Il ne faut pas proscrire systématiquement les saignées soit générales, soit locales, car elles peuvent être d'un grand secours dans certains cas, surtout, ainsi que nous l'avons déjà dit, au début de l'affection.

CONTRE LES SUEURS, on prescrit avec avantage le vin et le sirop de quinquina, le sirop de grande consoude, l'alun, les acides minéraux, l'eau de chaux, le sulfate de quinine à petite dose, l'infusion de sauge ou de quinquina additionnée de quelques gouttes d'acide sulfurique; l'agaric blanc, à la dose 0,20 à 0,50 centigrammes; la cascarille, l'acétate de plomb ont été préconisés. Ce dernier est assez abandonné de nos jours. Les frictions vinaigrées et albumineuses, employées par quelques auteurs, sont redoutées par M. Andral.

La *diarrhée* et les *vomissements* sont combattus par l'eau de riz édulcorée avec le sirop de coings, le cachou, le diascordium, la décoction blanche de Sydenham, l'émétique, les purgatifs, l'ipécacuanha, les lavements amidonnés, additionnés de quelques gouttes de laudanum, le sulfate de cuivre, le nitrate d'argent, le sous-acétate de plomb en lavement; enfin, les eaux acidules, la potion de Rivière et les applications de vésicatoires volants, d'emplâtres de thériaque sur l'abdomen, les frictions à la pommade stibiée sur la région stomacale, etc. Ajoutons à ces substances un nouveau médicament, la pepsine, qui est appelée à rendre d'importants services.

PALPITATIONS. — Tous les auteurs sont d'accord dans l'administration de la digitale à l'intérieur et à l'extérieur; à l'intérieur, la teinture alcoolique de digitale se donne à la dose de 1 à 4 grammes en potion; la poudre de digitale à celle de 0,5 centigrammes à 0,6 décigrammes. La digitaline, qui est très employée de nos jours dans les mêmes cas que la digitale, se prescrit à la dose de 0,001 à 0,002 milligrammes, répétées deux ou trois fois par jour.

Voici une formule pour frictions sur la région du cœur, trois fois par jour :

Teinture éthérée de digitale pourprée.	1 gramme.
Laudanum de Sydenham.	40 gouttes.
Baume tranquille.	8 grammes.

Le sirop de digitale, les dragées ou granules de digitaline sont d'un grand secours dans le cas de palpitations du cœur.

Nous conseillons aussi l'eau aiguisée d'un 1/6 d'ammoniaque et appliquée sur la région précordiale.

TRAITEMENT A L'AIDE DES MÉDICATIONS DITES EMPIRIQUES — *Chlore*. — C'est à l'état gazeux qu'il a été employé et préconisé par Payensternn, Cottereau, etc. Suivant la méthode de ces praticiens, on faisait de cinq à huit fumigations par vingt-quatre heures. Ces fumigations se préparent en faisant dissoudre du chlore pur dans de l'eau distillée et élevée à la température de 32°. Dans chaque fumigation il entre de 10 à 12 gouttes de chlore; on arrive successivement à la dose de 60 à 80 gouttes.

Uni à la chaux et sous la forme de *chlorure de chaux*, Hersog en a fait le premier usage dans l'affection de la poitrine. Mais les expériences des autres praticiens ont démontré que ce sel ne convient pas dans la phthisie pulmonaire. L'auteur n'a pu réussir que dans de simples bronchites chroniques.

Un autre composé du chlore, le *chlorure de sodium*, a joui aussi d'une vogue passagère. C'est M. Amédée Latour qui le premier l'a administré, dit-il, avec beaucoup de succès. Il le donnait à la dose de 2 à 8 grammes par jour, soit incorporé dans du pain, soit dissous dans du bouillon. Comme toutes les autres substances, le chlorure de sodium, après avoir eu des partisans nombreux, a eu des détracteurs en aussi grand nombre.

Quelques auteurs ont aussi essayé, sans grand succès, *l'hydrochlorate de chaux* (Beddoès). Il en est de même du *sous-carbonate de potasse* et du *sel ammonium*.

L'ammoniaque en lavage a été appliquée sur la poitrine au niveau des parties affectées, et surtout sur les points douloureux.

Goudron. — Les voyages sur mer ont quelquefois réussi à guérir des phthisiques. On crut d'abord que ce résultat était dû à l'atmosphère marine ; puis, d'autres expérimentateurs, l'attribuant aux émanations du goudron dont sont enduits les navires, essayèrent de faire boire à leurs tuberculeux de l'eau de goudron, et s'en trouvèrent très bien. M. Pétrequin, de Lyon, a su surtout en tirer de grands avantages, et il faut dire qu'aujourd'hui l'usage en est généralement répandu. Quant à nous, nous le conseillons à tous nos malades.

Vomitifs. — C'est surtout au début de la maladie qu'ils ont été administrés, et, il faut le dire, avec succès, par un grand nombre de praticiens. A peu près tous les vomitifs ont été employés : ainsi, l'émétique, à la dose de quinze centigrammes; le sulfate de cuivre, à celle d'un gramme ; l'ipéca, à celle d'un gramme également ; le sulfate de zinc, à la dose de cinq à six décigrammes. Parmi les praticiens, les uns font vomir tous les matins ; les autres, le matin et le soir ; d'autres, tous les deux, trois ou quatre jours. Du reste, il est difficile de préciser ; tout dépend de l'état de chaque malade. Lorsque la diarrhée survient, on cesse l'administration du vomitif.

Nous ne ferons qu'énumérer d'autres médications qui ont joui un instant d'une certaine réputation, et qui ont été ensuite délaissées. Il en a été ainsi de presque toutes celles entreprises dans le but de guérir radicalement la phthisie pulmonaire. On a trouvé beaucoup de palliatifs, mais les curatifs sont rares. En fait de traitement externe, on a tenté des embrocations huileuses ; des frictions avec du lard, avec un liniment térébenthiné, avec l'alcool, avec l'huile de croton-tiglium à petites doses et souvent répétées. A l'intérieur, outre les substances que nous avons citées plus haut, on s'est servi de sulfate de quinine, de l'acide arsénieux, de l'acétate de plomb, du naphthe, du charbon, des inhalations d'oxygène, d'éther sulfurique, de l'air des étables, de l'acide carbonique, de l'hydrogène carboné ; de l'inspiration des vapeurs de benjoin, de genièvre, de goudron, de créosote, de baume de copahu, du baume du Pérou, du storax liquide, de gaz sulfureux. Le soufre, le mercure, le camphre, la ciguë, l'arnica, le mou de veau, les colimaçons, la tortue, la vipère, etc., etc., toutes ces substances ont été vantées par celui qui les a employées le premier, et repoussées en majeure partie par de nouveaux expérimentateurs.

L'aménorrhée survient souvent dans le cours de la phthisie pulmonaire ; on cherche alors tous les moyens possibles pour ramener les règles. M. Réné Van Oye rejette l'emploi des emménagogues dans ce cas-là. Selon lui, ce genre de médication précipite la maladie.

M. le docteur Lecouppez a préconisé la pommade mercurielle à l'intérieur, et M. le docteur Aussandon la liqueur de Van Swieten.

L'extrait de ciguë a réussi aussi entre les mains de quelques praticiens. Voici une de leurs meilleures formules :

Extrait de ciguë.	2 gr. 50 cent.
Extrait de jusquiame.	2 gr. 50 cent.
Mucilage d'acacia.	8 grammes.

Triturez, et ajoutez :

Acétate d'ammoniaque	30	grammes.
Eau pure.	150	—
Vin d'ipéca.	5	—
Sirop de coquelicot	10	—

A prendre deux cuillerées à bouche trois fois par jour.

On donne aussi la ciguë en fumigations :

Feuilles de ciguë.	5	grammes.
Eau bouillante.	500	—

Envelopper la tête d'un linge et respirer pendant cinq à dix minutes.

L'*aconit* a joui d'une grande réputation, donné à la dose de 0,10 centigr. jusqu'à celle de 4 grammes par jour, de deux en deux heures.

Les *semences de fenouil d'eau*, unies au nitrate de potasse, ont eu leurs partisans :

Semences de fenouil d'eau de	0,25 à 0,75	centigr.
Sucre de lait.	0,50	—
Nitrate de potasse. . . .	0,30	—
Gomme arabique	0,40	—

Mêlez, pulvérisez, et faites 12 paquets : à prendre trois par jour.

Voici une formule du *lactucarium*, substance qu'on administre encore de nos jours, surtout en sirop :

Lactucarium.	90 grammes.
Racine de polygala, ...	90 —
Réglisse.	24 —
Douce-amère.	12 —

On en fait bouillir le tiers dans du lait, et on le prend en une journée.

La *créosote* a été administrée à l'intérieur à la dose de 2 gouttes dans 60 grammes d'eau bouillante additionnée de 30 grammes de sirop.

Nous donnerons encore la formule de la *myrrhe* associée au *sulfate de fer* et au carbonate de potasse :

Myrrhe.	4 grammes.
Carbonate de potasse.	2

Triturez et ajoutez :

Eau de menthe.	360 grammes.
Sulfate de fer.	60 —
Sirop de guimauve.	30 —

A prendre par quatre cuillerées dans les vingt-quatre heures.

Le *sulfure de potasse* a été employé en frictions dans l'intérieur de la bouche et du pharynx :

Miel	120 grammes.
Sulfure de potasse.	2 —

Enfin la térébenthine unie au galbanum, le styrax associé au castoréum, à l'opium, à la gomme ammoniaque, ont de tout temps fixé l'attention des praticiens dans le traitement de la phthisie pulmonaire.

Dracke a conseillé les aspirations d'air froid; un autre auteur, dont le nom nous échappe, proscrit, presque complétement, les boissons dans cette affection.

TRAITEMENT DE M. TURCK. — M. Turck préconise le traitement suivant :

1° Soustraire les malades à l'action du froid et les placer dans une chambre dont la température soit très chaude et constamment la même, de 40 à 45° centigrades ;

2° Diminuer l'action des poumons en tenant constamment de l'ammoniaque en évaporation dans la chambre des malades ;

3° Rétablir les fonctions de la peau en augmentant les sueurs et en les rendant acides au moyen de topiques alcalins ;

4° Prévenir ou combattre le dévoiement et diriger l'alimentation de manière à ce que les malades soient *habituellement constipés.*

Nous soulignons nous-mêmes ces derniers mots, car nous nous élevons de toutes nos forces contre un état qui ne peut que favoriser la congestion pulmonaire, et amener rapidement la dyspepsie. Or, il est inutile de dire que lorsque le malade en arrive là, le praticien voit presque tous ses efforts échouer. Il faut, au contraire, entretenir chez les tuberculeux le tube digestif à l'état parfaitement libre; de cette manière, les digestions sont presque toujours bonnes; le malade conserve ses forces physiques, et cela seul vient puissamment en aide à l'action des médicaments.

TRAITEMENT DE M. PIORRY, *par l'iodure de potassium.* — C'est cet habile praticien qui a employé avec le plus de succès l'iodure de potassium à l'intérieur et à l'extérieur.

M. Piorry donne ce sel (à l'intérieur) à la dose de 0,50 centigr. à 3 grammes par 24 heures, pendant un temps variable de 5 à 42 jours. Enhardi par quelques brillants résultats, M. Piorry résolut de cicatriser les cavernes par l'action directe de l'iode dans leur cavité. Pour cela, il fit usage de l'inspiration de la vapeur d'iode à haute dose. En même temps, il faisait pratiquer à l'extérieur, au niveau même des cavernes, des frictions avec la teinture d'iode. Selon les cas, M. Piorry ordonnait soit le tartrate antimonié de potasse, soit les astringents quand il survenait de la diarrhée, soit le sulfate de quinine quand il y avait des redoublements fébriles nocturnes. Un régime réparateur, des pectoraux, des loochs, complétaient l'ensemble du traitement.

TRAITEMENT DE M. DE LAMARRE. — On a à peu près de tout temps préconisé les limaçons contre les tubercules. La partie mucilagineuse de ces êtres contient la substance active médicinale. Mais chacun, en lui-même, en renferme fort peu. M. de Lamarre, voulant accroître sa puissance en la concentrant, l'administre, sous le nom d'*hélicine*, à haute dose dans un petit volume. Il dit en avoir obtenu de grandes réussites. On l'ordonne généralement en sirop.

TRAITEMENT DE M. LOMBARD (DE LIÉGE). — M. Lombard, professeur de clinique à Liége, ayant à traiter un phthisique, s'adresse à l'état général, à la constitution même, et ne s'occupe point du tout de l'état local. Aussi n'emploie-t-il jamais de révulsifs spoliateurs; jamais de sétons, ni de cautères, ni de saignées, ni de sangsues, ni de ventouses scarifiées. « Le retour de l'appétit par quelques doses de vin amer aromatisé; la régénération par un régime analeptique, par les martiaux sous des formes variées, et l'huile de foie de morue associée à un peu de liqueur alcoolique; enfin le réveil et l'excitation du principe des sources ou des forces de la vie par tous les modificateurs de l'hygiène et les préparations propres à tonifier, à stimuler même, légèrement l'économie, voilà nos moyens de reconstitution des sujets. »

« Un fait que j'ai pu confirmer, ajoute M. Lombard (de Liége), c'est que la pâleur, la débilité, l'anémie des tuberculeux, sont plutôt des conditions favorables que défavorables, pour que notre traitement réussisse, sinon à guérir toujours, au moins à améliorer dans presque tous les cas. »

TRAITEMENT DE M. VINCENT DUVAL. — Élève et ami de l'illustre Broussais, M. Duval est resté en grande partie fidèle à la doctrine de son maître. Aussi le voyons-nous recourir, dès le début de l'affection, aux saignées, aux sangsues, aux ventouses scarifiées. Dans la phthisie, c'est principalement l'état subinflammatoire qu'il traite. Il proscrit complétement le régime tonique et excitant; lors même qu'il existe des cavernes, il attaque « l'ennemi par des applications de sangsues, de ventouses scarifiées, des vésicatoires, des antimoniaux, etc. » Un régime doux, lacté, végétal, l'huile de foie de morue, l'émétique en lavage, le bromure de potassium, les sédatifs du cœur et des vaisseaux. Tels sont les principaux médicaments de M. V. Duval.

Cet habile praticien donne la préférence au bromure de potassium sur l'iodure de potassium. « J'ai observé, dit-il, que le *bromure de potassium* possédait souvent plus d'action que l'iodure, et qu'il n'avait point l'inconvénient de déterminer de la sensibilité aux yeux, ou des conjonctivites, ou de ces éruptions cutanées, eczémas, prurigos, que l'on voit quelquefois se développer pendant l'administration de l'iodure de potassium. Ce *sel*, car on peut nommer ainsi l'iodure de potassium en dissolution, peut provoquer aussi des salivations très rebelles. J'ai vu des accidents de ce genre se produire cinq ou six fois sans que j'eusse prescrit de calomel. C'est pour cela que j'emploie le bromure de potassium de préférence à l'iodure. » (*Traité pratique et théorique de la maladie scrofuleuse*, 1852.) M. V. Duval donne le bromure de potassium à la dose de 6 grammes, dans eau distillée 180 grammes. On met une cuillerée à bouche de cette dissolution dans une tasse de houblon bien sucré, que l'on boit tous les matins.

Contre la toux, la potion suivante :

Eau distillée de laitue.	120 grammes.
Eau distillée de laurier-cerise. .	10 —
Tartre stibié.	0, 25 centigr.
Sirop d'ipécacuanha.	30 grammes.
Sirop diacode.	30 —

Contre les hémoptysies, la saignée, le seigle ergoté, la digitale, l'acétate de plomb, l'alun, l'extrait de ratanhia, les ferrugineux, les boissons glacées, selon les cas particuliers.

Pour arrêter les transpirations, le sulfate de quinine, associé aux sédatifs du cœur et des vaisseaux, tels que la digitale, le seigle ergoté, etc.

Voici, du reste, une de ses formules à laquelle il a souvent recours contre les sueurs considérables :

Sulfate de quinine.	1 gramme.
Extrait de seigle ergoté.	1 —
Extrait de digitale.	1 —
Camphre	0, 50 centigr.

Mêlez et divisez en pilules n° 20, à prendre deux ou trois chaque soir.

Ce qui nous a plu surtout dans le remarquable travail de M. Duval sur la phthisie pulmonaire scrofuleuse, c'est que ce distingué praticien s'occupe, avant toute chose, du tube digestif qu'il remet, autant que possible dans son état normal, et propre à recevoir les remèdes destinés à l'organe de la respiration.

Nous aurions voulu donner ici le traitement spécial du docteur Barrier, dont la perte récente sera surtout ressentie par les nombreux malades qui lui doivent la conservation de la vie. Partisan de la doctrine iatraleptique, à l'inspiration du gaz acide carbonique qui s'échappe des sources de *Celles* (aidé de l'union factice de l'iode), il ajoutait la cautérisation de la trachée par les sels contenus dans ces eaux minérales. Il n'a malheureusement publié aucune formule. Espérons que son successeur, muni de ses nombreuses notes, voudra bientôt en enrichir la science.

TRAITEMENT DE GIOVANNI DE VITTIS. — Pour toute tisane, il conseille le lait étendu de deux tiers d'eau; pour nourriture, du riz cuit en consistance de bouillie.

Matin et soir le malade prendra une cuillerée de la potion suivante :

Tartre stibié	0, 15 centigr.
Infusion de sureau.	150 grammes.
Sirop simple.	30 —

Dans le cas de diarrhée colliquative, le riz est remplacé par deux tasses de chocolat.

Si au bout d'une demi-heure la potion n'a pas produit de vomissement, on administre une deuxième cuillerée : si elle produit des évacuations alvines trop abondantes, on en suspend l'emploi et on la remplace par les pilules suivantes ;

Ipéca torréfié et pulvérisé. } aa 0, 50 centigr.
Digitale pourprée, }

Mêlez exactement et faites 10 pilules, à prendre une toutes les heures.

TRAITEMENT DE M. CHURCHILL. — Ce praticien croit avoir trouvé un *spécifique* contre la phthisie pulmonaire dans l'*hypophosphite de soude*. Selon lui, ce sel jouit de sa plus grande activité dans la troisième période de la maladie. M. Churchill ajoute que cette troisième période est moins grave que la seconde, et qu'il est plus facile de guérir au troisième qu'au second degré. Des expérimentateurs ont avoué n'avoir rien obtenu de l'hypophosphite de soude. Il y aurait eu même, selon quelques-uns, aggravation de la maladie. M. Churchill répond que le sel employé dans ces cas malheureux était mal préparé; selon lui, la condition *indispensable* du succès est l'extrême pureté de l'hypophosphite de soude. Nous n'entrerons pas dans ces débats; nous attendrons les résultats, tout en nous réservant de faire aussi des expériences.

Enfin, pour ne rien oublier, nous indiquerons les intéressantes expériences de M. le docteur Baud sur les substances phosphorées extraites des animaux, dans les maladies chroniques de la poitrine.

CHAPITRE IV.

TRAITEMENT DE L'AUTEUR.

Nous venons d'énumérer une foule de traitements ; nous ne finirions pas si nous voulions citer toutes les substances que la science ou l'empirisme ont mises en jeu pour combattre la phthisie pulmonaire. Ce nombre presque incalculable de médications est une preuve trop évidente de l'impuissance de la médecine dans un grand nombre de cas. Il n'y a donc point de remède contre la phthisie pulmonaire? Ceux qui en sont atteints sont donc voués inévitablement à une mort prématurée? Non! disons-le hautement. Le plus souvent, l'impuissance de notre art tient à des causes qu'il importe de mettre en évidence.

La plupart des poitrinaires ne recourent aux soins des praticiens que lorsque l'affection est déjà sur une pente fatale. Comme les premiers symptômes ne les empêchent pas de vaquer à leurs occupations habituelles, et ne les fatiguent que très peu ou même pas du tout, les premiers symptômes ne leur donnent

8

qu'une inquiétude passagère. Quelques-uns pourtant se font ausculter et percuter la poitrine; mais en l'absence de signes évidents de phthisie, ils sont vite tranquillisés; ils s'endorment dans une sécurité perfide pour se réveiller trop tard. L'ennemi a fait des progrès, quelquefois irréparables, pendant le sommeil.

Certains individus, plus craintifs que les autres, s'effraient d'abord à la moindre toux, ce dont nous nous garderons de les blâmer; peut-être cette toux est-elle le premier écho de la sape qui doit miner l'édifice. Mais cette indisposition, après avoir duré quelque temps, s'arrête pour revenir six mois, un an plus tard, et ne durer encore que quelques semaines. Alors l'individu se rassure et finit par ne voir que des irritations sans conséquence, là où des yeux exercés découvriraient les premiers symptômes d'un danger réel. Le mal, à cette première manifestation, serait aisément étouffé.

D'autres personnes, qui pourraient se déplacer et fuir pendant l'hiver le séjour du nord qui leur est funeste, n'en font rien, retenues qu'elles sont par leurs plaisirs, leurs affaires, les soins d'une fortune qui, hélas! va bientôt leur échapper.

Dans ces divers cas, le tort peut bien être quelquefois un peu aussi du côté du médecin, trop ménager d'avertissements auprès de ses clients. On doit interroger en même temps et le physique et le moral. Il y aurait, sans nul doute, imprudence souveraine à faire des révélations trop complètes à un malade pusillanime. De tous les maux, le plus difficile à guérir, c'est la peur, chez bien des gens du moins; mais auprès d'un malade indifférent, sceptique, frondeur, car il y en a de toutes sortes; nous n'hésitons pas à pousser nos avertissements aussi loin que la chose est nécessaire pour nous assurer une soumission complète, absolue. Hors de là, pas de cure possible. Des prescriptions incomplétement, négligemment exécutées, ne sauraient aboutir; si nos ordres ne doivent pas être suivis à la lettre, il est inutile que nous les donnions. A cet égard, pas de transaction possible : tout ou rien.

En un mot, autant nous nous efforçons de relever le courage chez les faibles, ceux que la crainte prédispose à une obéissance entière et empressée, autant nous mettons d'instance à vaincre les rebelles, dussions-nous aller jusqu'à des révélations complètes. Après tout, est-ce que les secrets que nous cherchons à faire ne sont pas, pour un grand nombre de malades, de purs secrets de comédie? Un traitement prolongé, la nature des remèdes qui en sont la base, ne leur révèlent-ils pas, le plus souvent, le caractère de l'affection dont nous cherchons à les guérir? Le mystère a aussi ses inconvénients : que de malades sont plus tourmentés par le doute qu'ils ne le seraient par la connaissance de la réalité, quelle qu'elle fût!

L'ignorance absolue aurait souvent d'autres dangers. On ne guérit pas d'une phthisie en quelques jours ni en quelques semaines. Les médications qui agissent promptement n'ont que des résultats éphémères : or, le malade est impatient de secouer le joug du docteur. Si celui-ci ne va pas vite, il ira trouver le charlatan, l'homme à la panacée universelle, celui qui enlève une maladie avec la prestesse d'un arracheur de dents. Celui-là a des partisans non-seulement dans la rue, mais presque dans les salons; la crédulité humaine s'étend plus loin et plus haut qu'on ne pense. Si vous n'avez point préparé votre malade à la patience par quelques mots sur la nature de son affection, soyez bien convaincu qu'il vous échappera au moment peut-être où il entrera en voie de guérison. Vous devez vous estimer heureux si l'opinion publique ne fait pas encore peser sur vous la responsabilité des méfaits du prétendu faiseur de miracles.

Nos premiers soins s'adressent donc au moral du malade. En même temps que nous auscultons le corps, nous auscultons l'âme aussi, nous réglons notre langage selon les sons qu'elle rend.

Puis viennent les questions sur les prédispositions, sur les maladies antérieures, les premiers symptômes de la maladie actuelle, les remèdes employés et leurs résultats. On ne saurait trop sonder profondément le terrain sur lequel on doit opérer.

Ensuite, nos premières prescriptions dans la phthisie, comme dans toutes les maladies, s'appliquent au tube digestif. Si l'organe chargé d'élaborer les médicaments et d'en verser les principes vivifiants dans la circulation générale, est embarrassé, obstrué, irrité, comment remplira-t-il sa mission? Lorsqu'un filtre est chargé d'anciens résidus, ne faut-il pas, de toute nécessité, le nettoyer? Les insuccès viennent en grande partie de ce que cette partie élémentaire n'est pas suffisamment comprise. Un vieux médecin disait : Quand les roues du moulin s'arrêtent, on doit, avant tout, curer le canal servant à y amener l'eau. Nous disons comme lui. Nous disons qu'il faut commencer une cure par le commencement, ne connaissant pas encore le moyen de la commencer par la fin. Nous posons en principe qu'un tube digestif embarrassé, et dès lors malade, ne peut venir en aide à d'autres organes malades. C'est ce que nous établirons ailleurs avec une entière évidence.

Nous avouons nos sympathies pour M. Purgon, cette innocente victime des railleries d'un grand écrivain. A Molière, nous opposerions au besoin Voltaire, qui, avec une santé délicate et à travers tant de travaux et de vicissitudes, arriva tout tranquillement à ses quatre-vingt-quatre ans, en prenant son petit laxatif chaque semaine, et en décochant chaque jour ses traits les plus acérés contre la constipation et les constipés; soutenant, avec un peu de raison peut-être, que Richelieu fut cruel parce qu'il ne pouvait aller à la selle ; opinion partagée, du reste, par toute la cour.

Nous laissons au vieux philosophe la pleine et entière responsabilité de ses écrits sur bien des choses. Mais dans une question d'hygiène et de santé, il est bon de consulter tout le monde, même Voltaire; le simple bon sens vaut quelquefois la science, à plus forte raison le génie.

La constipation est la pierre d'achoppement de la plupart des médications. C'est elle qui obstrue les voies par lesquelles l'eau doit arriver au moulin. C'est donc contre elle que doivent être dirigés les premiers efforts. Lorsque les voies digestives sont en bon état, un remède en vaut dix; disons mieux : dans ce cas, un remède est un remède, dans le cas opposé, un remède n'est rien, si toutefois il n'est pas un danger. De là, la réussite de la même médication chez les uns, et sa non réussite chez les autres. Le principal laboratoire des substances que nous administrons, ce n'est pas l'officine du pharmacien, c'est le tube digestif du malade ; or, des laboratoires essentiellement différents ne peuvent donner des résultats identiques.

Après le traitement préparatoire, le traitement spécial. Ici, on le comprendra, nous ne pouvons avoir la prétention de donner une formule générale. La seule ordonnance qui convienne à tout le monde est celle qui ne peut faire ni bien ni mal à personne. Autant de cas, autant de variétés dans la médication.

Mais disons encore un mot du régime, partie grandement traitée dans la première partie de notre travail. Nous avons vu des auteurs prescrire le régime tonique, et d'autres la diète lactée; les premiers et les seconds en font un usage exclusif. C'est là ce que nous combattons; nous y voyons la source de beaucoup d'insuccès. Le régime dépend essentiellement de la nature de la maladie. Pour nous, il y a *physiquement* deux principales espèces de phthisiques : les uns ont le teint pâle, mat ou légèrement jaunâtre, les chairs molles, le caractère indolent; les autres ont la peau blanche, rosée, fine, délicate, se colorant à la moindre émotion; ils ont de la gaieté, de l'enjouement. Chez ceux-ci la diète lactée réussit parfaitement; chez ceux-là le régime tonique et même épicé doit être mis en usage. Les derniers sont plus prédisposés à ce l'on appelle la phthisie galopante ou phthisie aiguë. Aussi voit-on chez eux, dès le début de la maladie, les symptômes disparaître comme par enchantement sous l'influence de quelques saignées plus ou moins répétées, d'applications de sangsues ou de ventouses scarifiées. Chez eux, si nous pouvions nous exprimer ainsi, la phthisie est *plus aiguë*, chez les autres *plus chronique*. Au reste, quiconque veut examiner avec soin les tuberculeux s'aperçoit bien vite que la marche de l'affection n'est pas la même dans ces deux espèces de cas.

Chez les uns et les autres, nous y revenons, guerre persévérante, infatigable à cette terrible constipation habituelle qui entretient l'engorgement des vaisseaux sanguins de la partie supérieure du tronc, et qu'il faut surtout craindre dans le cas où le régime tonique et épicé est de rigueur. La plupart de ces malheureux malades que l'on regorge de potions, dites calmantes et à base d'opium, doivent la moitié de leurs souffrances à la constipation si bien entretenue par ce genre de médication. Nous ne saurions trop nous élever contre l'abus de l'opium et de ses composés (extrait thébaïque, laudanum, etc.) dans le traitement de la phthisie pulmonaire. Pour procurer un peu de sommeil aux tuberculeux, il semble que l'on ne connaisse que l'opium, dont il faudra successivement porter la dose à des quantités vraiment effrayantes; nous ne nous en servons presque jamais, et nous nous en félicitons. Ce sommeil factice, qui semble soulager un moment, est plus nuisible qu'utile; on le procurera d'ailleurs en combattant la cause de l'insomnie, qui se trouve *fréquemment* dans le tube digestif. Nul ne se doute des désordres que peut amener la constipation habituelle. Nous les ferons ressortir dans notre prochaine publication; nous nous contentons ici de donner le conseil d'y veiller avec soin dans le traitement de la phthisie pulmonaire. On arrivera ainsi à conserver à l'estomac l'énergie nécessaire, à diminuer la congestion pulmonaire, à se passer de l'usage funeste de l'opium, et on préviendra la diarrhée, si fatale aux phthisiques.

Nous ne reviendrons pas sur ce que nous avons dit de l'habitation et des voyages; nous nous bornerons à faire l'énumération des médicaments que nous mettons le plus souvent en usage.

Iodure de fer. — Nous nous en abstenons chez ceux de nos malades qui nous semblent prédisposés à la phthisie aiguë; dans ce cas, il nous a paru que, loin de calmer les symptômes, il les aggravait.

Ce sont les dragées de proto-iodure de fer inaltérable que nous ordonnons le plus souvent.

Nous remplaçons l'*iodure de potassium* par le *bromure de potassium*, d'après la méthode de notre savant confrère et ami, M. V. Duval. Nous faisons prendre tous les matins, dans une tasse d'infusion amère, une cuillerée à bouche de la dissolution suivante :

Bromure de potassium	6 grammes.
Eau distillée.	200 —

Nous prescrivons souvent l'*huile de foie de morue*, mais associée à un peu d'alcool, comme le fait M. Lombard (de Liége). La boisson habituelle de tous nos malades est l'*eau de goudron*. Elle nous a rendu de grands services. Elle peut répugner au début; mais l'habitude dissipe rapidement le dégoût. Il convient de la préparer à froid; on verse dans un pot de terre verni 25 ou 30 grammes de goudron liquide, et on remplit le pot d'eau. Au bout de vingt-quatre heures, après avoir rejeté la partie huileuse qui surnage le liquide, on boit ce dernier par verrées, dans la journée et aux repas, mêlé à du vin ou à du lait. Au fur et à mesure que l'on boit, on remplit de nouveau le vase.

Les *eaux alcalines*, légèrement *iodurées*, nous ont constamment donné de bons résultats. Les sels alcalins empêchent l'engorgement des vaisseaux lymphatiques et tendent, à la longue, à dissiper celui qui peut déjà exister. Les eaux minérales naturelles que nous ordonnons le plus souvent sont celles de *Condillac* (Drôme). Nous avons fait connaître les motifs de notre préférence; il serait inutile d'y revenir. Nous ajouterons seulement que la conservation de l'appétit, si utile dans toutes les affections, est un de leurs nombreux priviléges.

Tartre stibié. — C'est particulièrement chez les tuberculeux prédisposés à la phthisie galopante que nous l'employons. Chez eux, l'effet se fait sentir en moins de vingt-quatre heures; il suffit d'en prolonger un peu l'usage pour arrêter la toux. Voici notre formule de prédilection :

Émétique, de . .	0,20 centigr. à 0,30	centigr.
Eau de laurier-cerise, de . .	10 à 15	grammes.
Sirop	30	—
Eau, de	250 à 350	—

A prendre, par cuillerées à bouche, toutes les heures ou toutes les trois ou quatre heures, selon les cas.

Dès le début de l'affection, l'émétique, administré à dose vomitive et continué quelques jours, devient une arme puissante entre les mains des praticiens.

Soufre. — Nous l'employons très souvent à l'état de fleur de soufre, et à la dose de 0,025 m. à celle de 0,05 centigr., soir et matin, ou le soir seulement. A l'aide de ce moyen, nous avons calmé des toux opiniâtres.

Nous avons essayé souvent les aspirations de vapeur d'iode ; nous devons avouer qu'elles ne nous ont jamais réussi : aussi y renonçons-nous, jusqu'à ce que l'on nous *spécifie* les cas où elles donnent de véritables succès.

Nous sommes tout à fait partisan des aspirations d'acide carbonique, mais non de l'acide carbonique de nos laboratoires de chimie, qui ne ressemble en rien à celui des sources minérales naturelles.

Les phthisiques aiment beaucoup respirer ce dernier, tandis que souvent leurs symptômes s'aggravent sous l'influence de l'acide carbonique des chimistes.

Comme adjuvants très utiles de nos divers médicaments, nous citerons les amers, le quinquina, la gentiane, le houblon, la chicorée, la camomille, l'hyssope; l'emploi de quelques substances externes, telles que le diachylon et le papier chimique pour recouvrir la poitrine, la pommade stibiée, l'eau sédative, l'alcool camphré, les frictions à l'iodure et au bromure de potassium, etc. Nous le répétons : nous ne pouvons rien formuler d'une manière générale; autant de cas, autant de médications diverses. Nous finirons en recommandant spécialement l'emploi des alcalins; ailleurs, nous baserons solidement notre conviction sur l'effet de ces sels. Disons encore que les scrofules, la phthisie pulmonaire en particulier, seront, plus tard, nous osons l'espérer, traitées presque uniquement par les alcalins provenant surtout de la distillation des eaux minérales naturelles

Nous avons exposé les idées de chacun; nous avons énoncé les nôtres; nous avons rapidement résumé le fruit des recherches auxquelles nous nous sommes livré et celui de nos propres méditations. A ce que nous ont appris les livres, nous avons joint ce que nous a appris le chevet du malade, cet autre livre plus instructif encore que le premier. Puisse notre exemple avoir de nombreux imitateurs !

La phthisie pulmonaire fait des ravages, chaque jour croissants, au milieu de nos populations. Elle prend ses victimes partout : en haut, en bas, au sein de la misère et au sein de l'opulence, au foyer du travail industriel et au foyer des arts Chaque matin, la presse annonce au pays une perte nouvelle : tantôt c'est une grande tragédienne, tantôt un poète aimé de tous, tantôt un savant illustre qui succombe. Au corps médical incombe le devoir de réunir, combiner, coordonner ses efforts contre cette redoutable affection, jusqu'à ce qu'il soit parvenu à l'étouffer. L'œuvre est grande, mais elle n'est pas au-dessus de son dévouement ; serait-elle au-dessus de sa puissance ? Au milieu des merveilles de notre temps, en présence de ces admirables découvertes qui, en moins d'un demi-siècle, ont fait d'un vieux monde un monde tout nouveau, nous ne croyons pas à l'impossible : l'utopie de la veille, c'est la vérité du lendemain ; aujourd'hui, il n'y a d'absurde que l'incrédulité systématique.

TABLE

9

TABLE

CHAPITRE Ier. — Dernières heures de Rachel. . . . 1
— II. — Lettres à Rachel 11
— III. — Examen des divers traitements employés contre la phthisie pulmonaire. 45
— IV. — Traitement de l'Auteur. 85

Paris. — Imprimerie de DUBUISSON et C, rue Coq-Héron, 5.

www.ingramcontent.com/pod-product-compliance
Lightning Source LLC
LaVergne TN
LVHW021519140926
848035LV00047B/1125